人民日报推荐的青少年青春期读本

关于长大最好的回答

Die besten Antworten zum Erwachsenwerden

男孩女孩的第一本身体书

Kriegen das eigentlich alle?

[德] 扬·冯·赫勒本 摄

[德] 安特耶·赫尔姆斯 著

邓光远 译

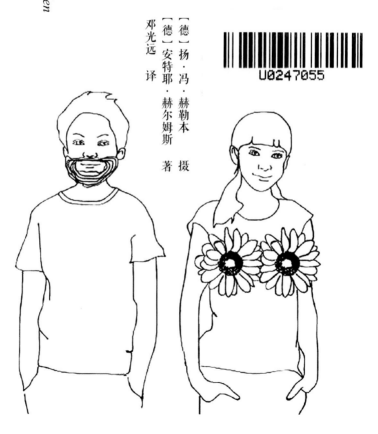

U0247055

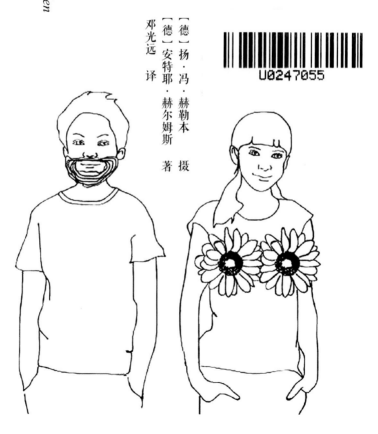

SPM 南方传媒 | 广东经济出版社

·广州·

图书在版编目（CIP）数据

男孩女孩的第一本身体书 ／（德）扬·冯·赫勒本摄；（德）安特耶·赫尔姆斯著；邓光远译. — 广州：广东经济出版社，2022. 4（2023. 11重印）

ISBN 978-7-5454-8285-0

Ⅰ.①男… Ⅱ.①扬…②安…③邓… Ⅲ.①人体—青少年读物②人像摄影—德国—现代—摄影集 Ⅳ.①R32-49②J433

中国版本图书馆CIP数据核字（2022）第038002号

责任编辑：陈念庄　陈　潇　王春蕊
责任技编：陆俊帆

Kriegen das eigentlich alle?
Text by Antje Helms
Concept and Photography by Jan von Holleben
©2013 by Gabriel in Thienemann-Esslinger Verlag GmbH, Stuttgart.
Rights have been negotiated through Chapter Three Culture
本作品简体中文专有出版权经由Chapter Three Culture独家授权

版权合同登记号：19-2022-029

男孩女孩的第一本身体书
NANHAI NÜHAI DE DIYIBEN SHENTI SHU

出版发行	广东经济出版社（广州市环市东路水荫路11号11～12楼）	
经　销	全国新华书店	
印　刷	佛山市迎高彩印有限公司（佛山市顺德区陈村镇广隆工业区兴业七路9号）	
开　本	730毫米×1020毫米　1/16	
印　张	10.25	
字　数	220千字	
版　次	2022年4月第1版	
印　次	2023年11月第2次	
书　号	ISBN 978-7-5454-8285-0	
定　价	48.00元	

图书营销中心地址：广州市环市东路水荫路11号11楼
电话：（020）87393830　邮政编码：510075
如发现印装质量问题，影响阅读，请与本社联系调换
广东经济出版社常年法律顾问：胡志海律师
· 版权所有　翻印必究 ·

目　录

 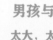
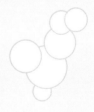

067 心动与恋爱

小鸟鸣叫，蝴蝶纷飞，心跳不止，忽冷忽热，茶饭不思：爱情是什么？爱情会让我们怎样？

089 接吻与性

从接吻、爱抚到性：怎么、为什么、什么时候、和谁、如何保护自己？

怀孕与生育

怀孕前规则，了解孩子成长的密码。

网络扩展阅读

关于本书

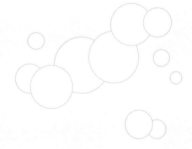

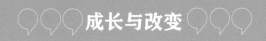

成长与改变

流汗，喘息，最初的体毛与美妙的梦境：

荷尔蒙是如何调节这一切的？

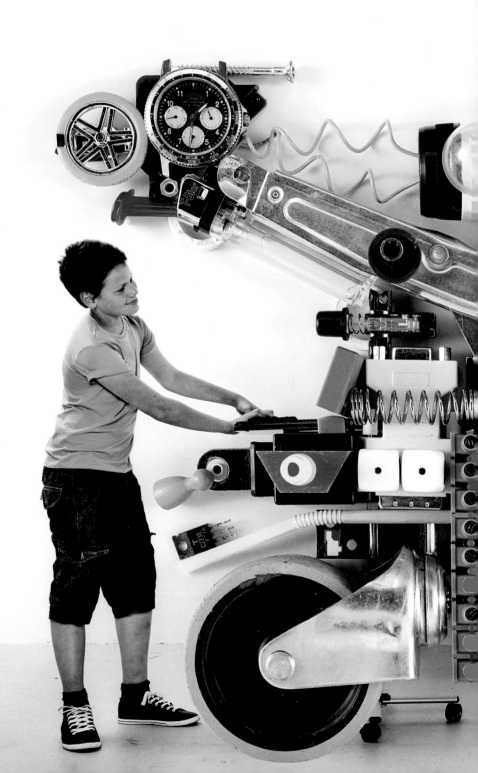

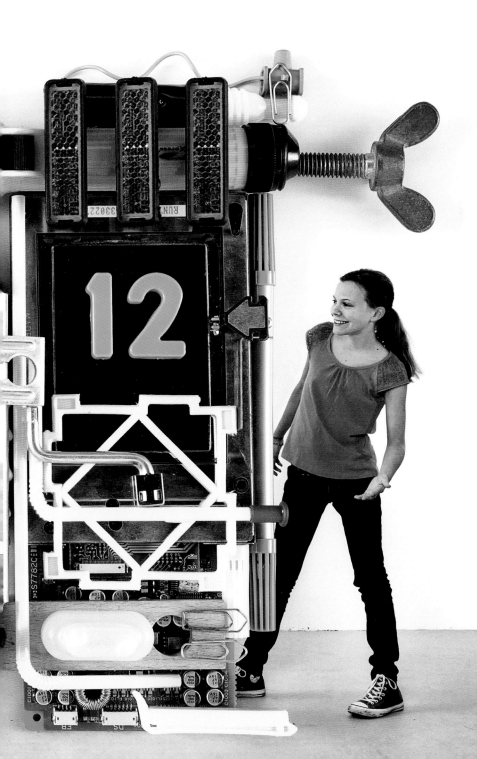

青春制造机

❶ 所有孩子都会经历青春期吗？

基因决定我们每个人都会经历青春期，区别只有早或晚。到达某个时刻，荷尔蒙就会向大脑发出信号，宣告着你的青春期即将来临。

青春期有具体的到来时间吗？这个问题因人而异。而荷尔蒙又是如何疯狂运作的？在每个人身上的表现方式也都不一样。譬如说，谁的痘痘很多，谁的乳房开始发育，谁容易发怒或号啕大哭，那荷尔蒙

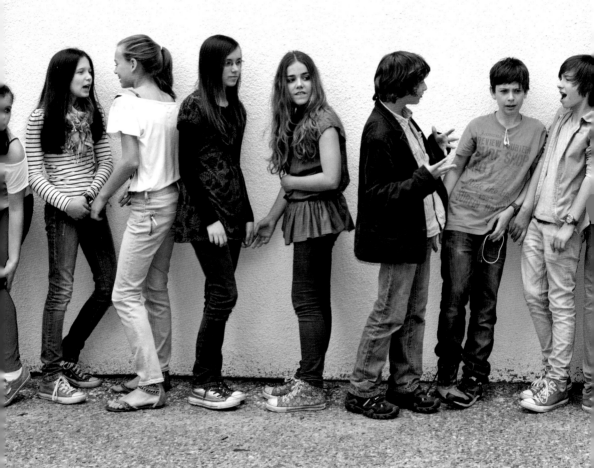

在他们身上的作用力则明显大些，或他们的身体对荷尔蒙的反应更敏感。追根溯源，我们的父母对此负有责任。是他们将这些遗传给了我们，而他们在青春期时很可能会和我们有着相似的表现。

所以，淡定等等吧，总有一天，一切都会变得风平又浪静。

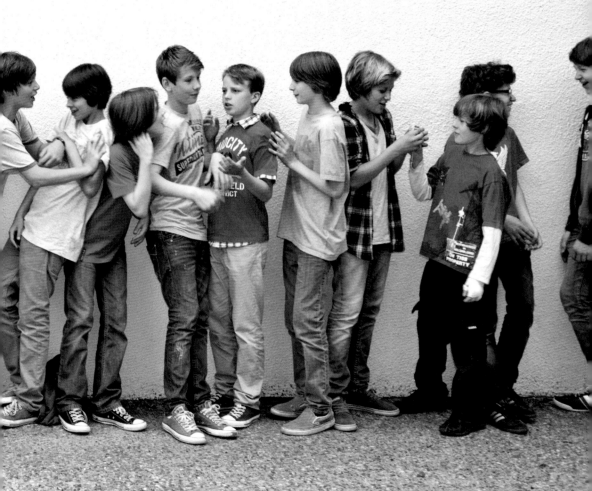

❷ 我如何得知自己处于青春期？

仔细观察自己，你的身体有以下的变化吗：开始流很多汗，皮肤和头发也变得更油腻；突然长高长胖；长出最初的阴毛；等等。在德语中，青春期这个词"Pubert't"是从拉丁语"pubes"派生演变而来的。这个词还有许多含义："阴毛""胡须""成长"。

女孩的胸部会在这个时期开始发育，盆骨会变宽，而男孩则是肩膀变宽。同时，你的性器官也会生长。从某个时候起，大约在月经出现的前半年至一年，女孩会在内裤上发现白带。如果你稍微变胖了，那也是正常的，因为你的身体为了改变，需要储存更多的能量。

你和父母的关系也在改变。他们可能会经常让你觉得烦躁。你想要"自己决定自己干什么"，这也许会成为你新的口头禅。

也有许多人喜欢青春期的感觉。自己的身体很重要，值得探索一番：哪里摸起来感觉好，又或者，也许你也第一次有恋爱的感觉了。

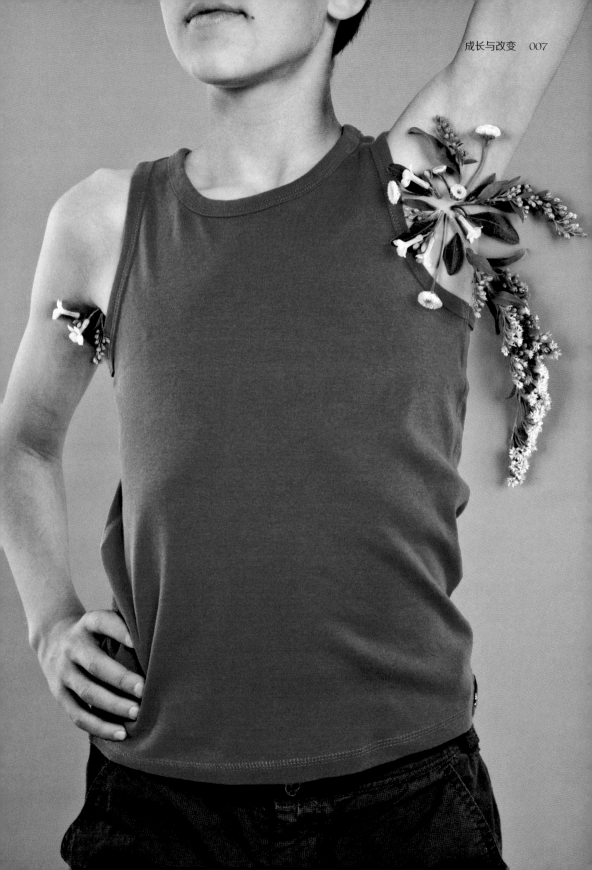

3 **如果13 岁了青春期还不来，这样很糟糕吗？**

一点也不呢！在150 年前，13 岁前进入青春期的情况还属于早熟。那个时候人们的营养摄取不如现在，因此青春期要来得晚得多。当时只有少数的女孩能在17 岁之前体验初潮。为了生育，女孩的身体脂肪比例需要达到17% 左右，因而她们需要更多的时间来储存足够的能量。而男孩的发育期也比现在要晚得多，变声、长高和长出体毛也都会更晚。

现代社会物质比较富足、营养供给充分，因此孩子们也能更早地进入青春期。但即使你在13 岁仍未长出阴毛和腋毛，你也很可能已经进入青春期了，因为青春期的开始要比它表现出来的早一些。许多女孩10岁就开始进入青春期，并在11～13 岁体验初潮。如果你11 或12岁开始进入青春期，则初潮很可能会在13 或14 岁到来。男孩的荷尔蒙作用则要来得晚一些，大概在12～15 岁身体才会有明显变化。

如果你到了16 岁仍未有月经或遗精，就需要去咨询一下医生了。

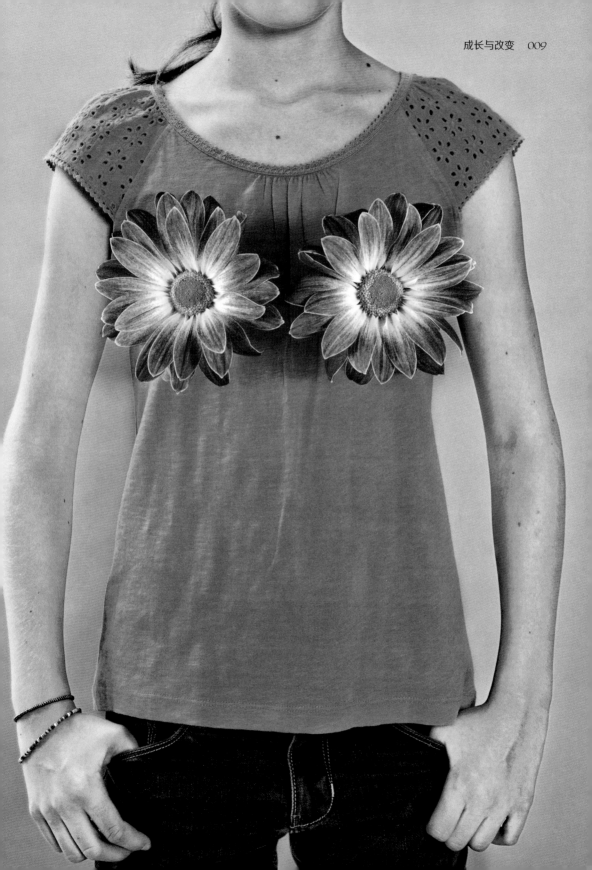

④ 人为什么会成长而不能总停留在孩童时期？

为什么我们会出生，又会死亡？是某种强大的力量、大自然或者宇宙驱使的吗？

可以肯定的是，为了人类的生生不息，我们必然要成长。如果我们总是停留在孩童时期而没有青春期、成年期，那么无法延续子嗣的人类也将会灭绝。

很多人觉得童年是美好而又无忧无虑的，因此，当人们察觉到自己的童年已经慢慢结束时会感到难过，这也在所难免。青春期是一段过渡时期，在此期间，我们的身体会发生变化，心灵也是。诚然，启程前往未知的领域会带来恐惧，但成年的同时也意味着可以尝试新事物和享受自由。就连成长路上的压力与忧愁也有些正面作用：我们可以借此更好地认识自己和理解他人。

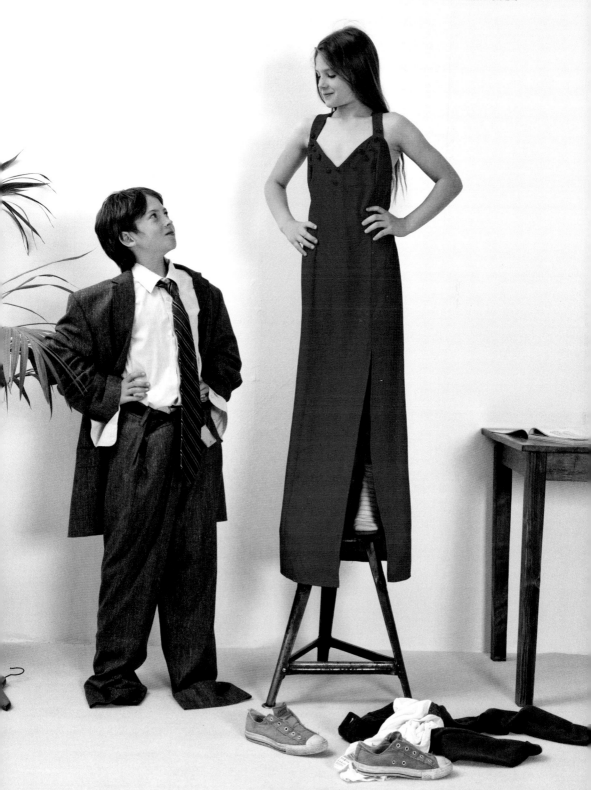

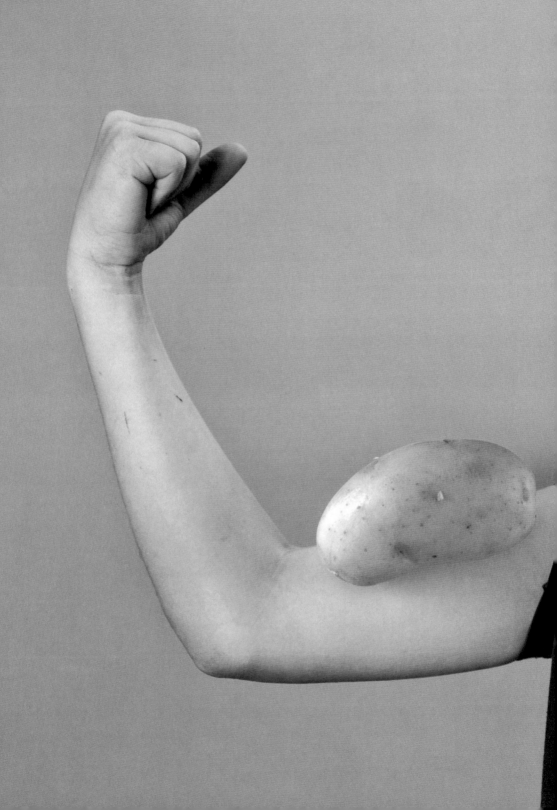

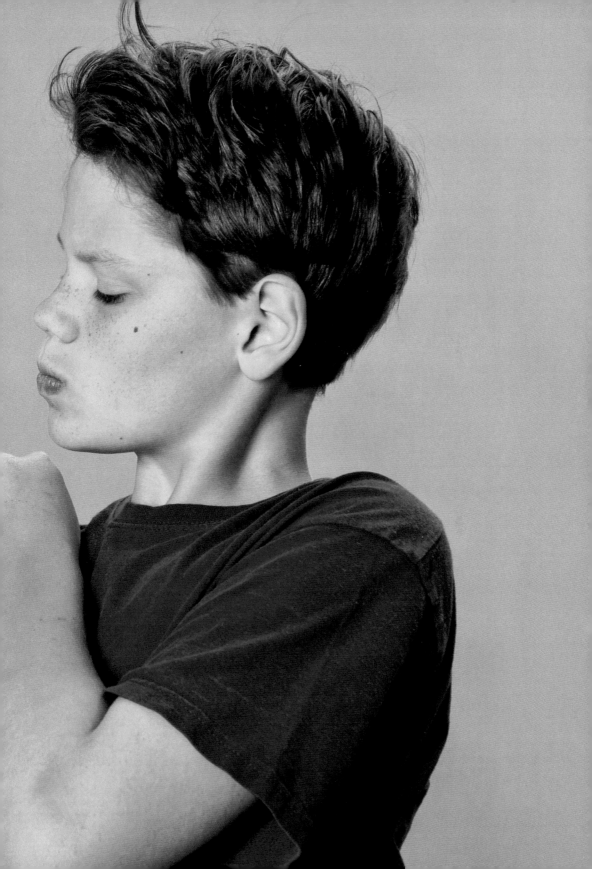

5 **小伙子们总想着汽车、肌肉和性，这是真的吗？**

千真万确！但不是这个顺序！"性"绝对是排在第一位的。你可能会察觉到，男孩有时会盯着女孩的胸部看却听不见别人在和他说什么。这是由他们血液中大量的雄性荷尔蒙引起的。

肌肉则排在第二位。一百个俯卧撑后再来杯蛋白饮料，这是许多男孩的日常项目。因为肌肉看起来很棒，而且会给女孩留下好印象。毕竟我们的祖先早就明白了"适者生存"——最强的才能赢得最佳伴侣。但如今谁还必须像一个健美运动员那样强壮？我们早已经过了猎杀野生动物才能生存的时代。谁有幽默感、有魅力、懂得体恤他人以及善于倾听，谁就会比雄心勃勃的超级运动员更讨人喜欢。荷尔蒙对个人的刺激有多强以及人对此做出什么反应是不尽相同的。就如我们人与人之间也有着差异。

此外，不只有男孩们想着性，女孩们也经常会这样。

6 在身上文身或穿洞会有危害吗？

颜色越鲜艳的文身对人体伤害的风险则越大：人们可能要忍受皮肤过敏、发痒和起水泡的痛苦。无论是彩色还是黑白墨水，都会在一定时间内渗透到体内，甚至还会积聚在器官中，很多颜料还会致癌。在德国，有关文身的规定中列举了禁止使用的化学物质。一家好的文身工作室可以出示证书以证明他们的颜料不包含那些被禁止的化学物质。但还是有很多隐藏的化学物质未被检测到。所以我们不能断定颜料会对身体产生什么影响。

穿洞同样也存在很大隐患。你可能会对金属过敏，伤口也可能会受细菌感染、化脓。

不管是文身或穿洞，我们都该深思熟虑：是否真的需要以及要永远留住它。我们还要找一家声誉良好并且使用无毒无菌仪器和饰物的工作室。一家正规的工作室还会要求监护人的同意书，因为只有满了18周岁才可不经父母同意去穿洞或文身。

在中国，18岁以前在身上文身或者穿洞，也是不被学校接受的。

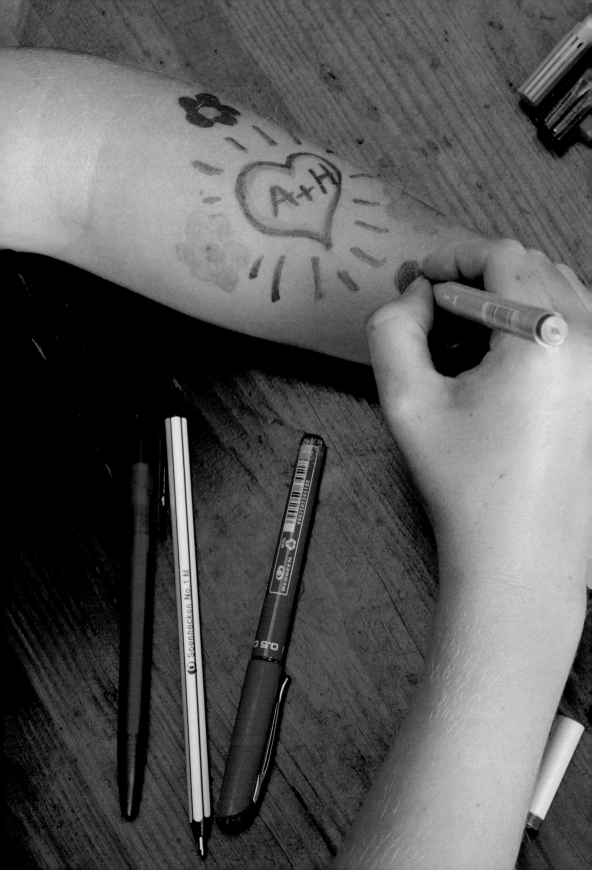

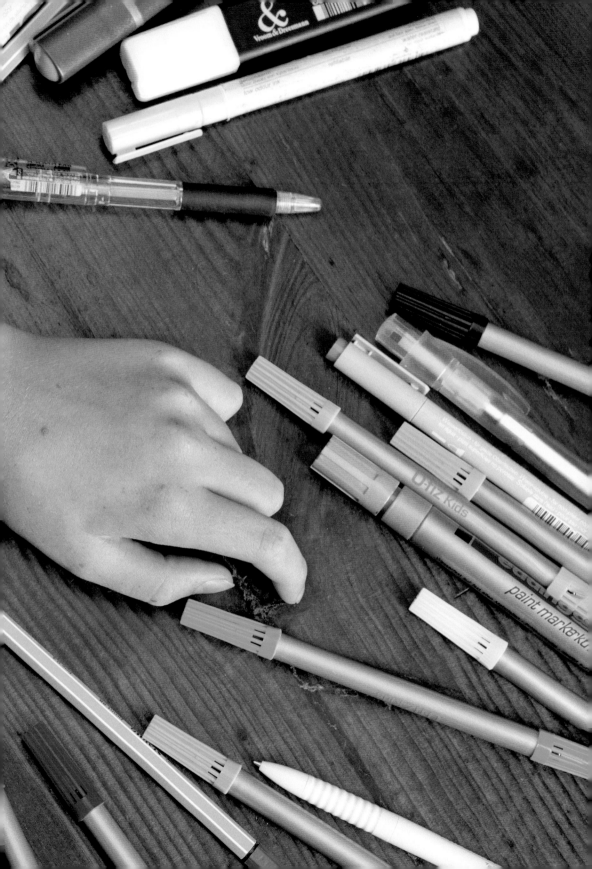

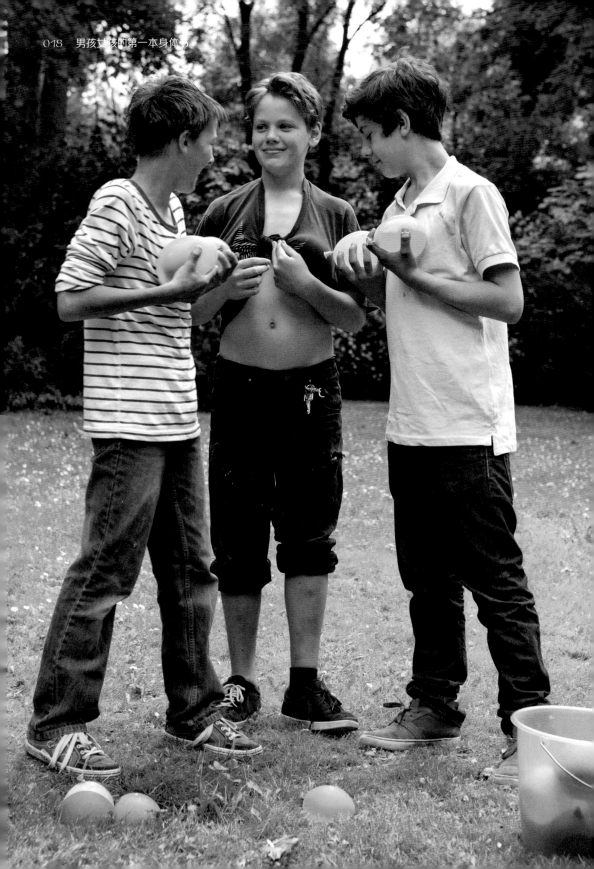

❼ 为什么女孩的胸部会发育而男孩不会？

因为在决定胎儿成为男性的 Y 染色体中，并没有把乳房包含在内。那么乳头呢？其实男孩也不需要它们。不过乳头是早在受精几周后就已经形成了的，属于人类的基本配置。但是只有女孩会真正长出乳房，目的是进行哺乳，给婴儿提供食物。

尽管如此，大约有一半男孩的胸部会在青春期稍微变大一段时间，其后大部分又会自己慢慢消失。

❽ 为什么有些女孩在月经前总会那么情绪化？

其实她们也不希望这样，只是她们也无可奈何。因为从经期前的几天开始，荷尔蒙突然汹涌而至，受身体激素水平影响，她们会感到自己不被爱、易怒、情绪化。有些女孩因此变得不友好，甚至很有攻击性。她们对这样一个可怕的自己也感到震惊。所以，当发现自己行为不当的时候要赶紧道歉，经期综合征当然不能成为不良行为的通行证。

一些汤药，比如说穗花牡荆和马鞭草汤，能够缓和荷尔蒙的作用。服用前最好能先咨询一下医生。

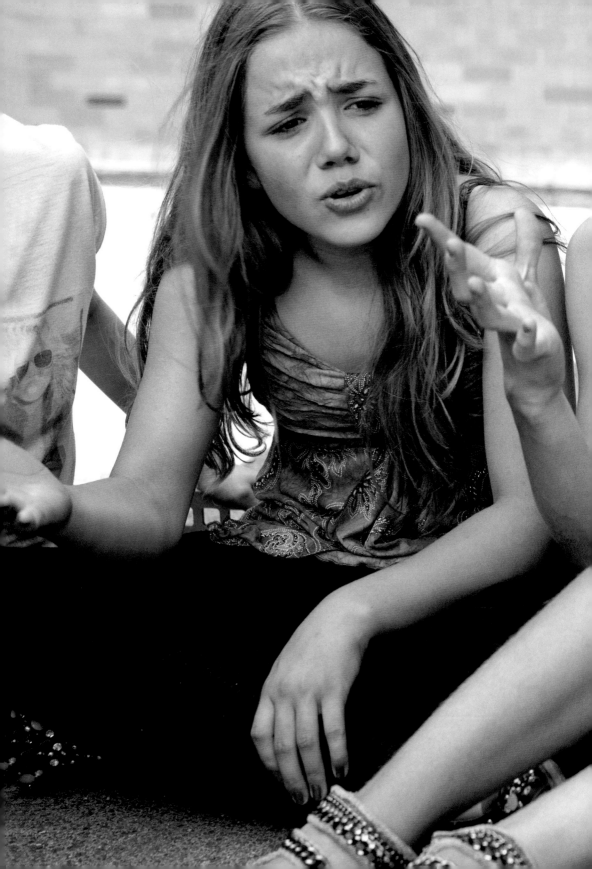

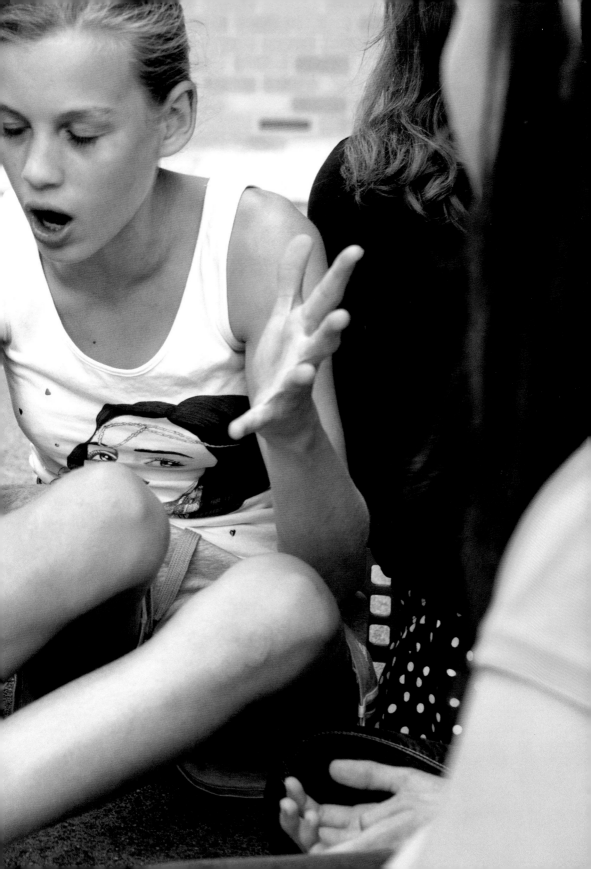

⑨ 怎样对付痘痘和保持个人卫生？

你觉得以下对话似曾相识吗 —— 一个男孩在镜子前喊："妈妈，妈妈，我没再长痘了！""你是怎么做到的？"妈妈问。"没地方长了！"儿子说。

其实在青春期长痘痘的男孩比女孩多，因为他们的血液中含有更多的雄性荷尔蒙，会刺激皮脂腺分泌油脂。油脂和死皮屑塞住毛孔，然后就会长出痘痘。挤它们并不会有什么用，通常挤完之后毛孔中又会留下新的污物。所以最好每天用热水和无碱肥皂洗两次脸，如果你是干性皮肤，可以在使用肥皂前先稀释一下。长很多痘的人可以在洗完脸后，把酒精和水杨酸混合，给脸消毒；这些在药房都可以买到。用遮瑕笔可以稍微遮下痘痘，但是小心化妆品也会把毛孔塞住。如果痘痘实在让你太苦恼，你也可以去看皮肤科。

除了皮脂腺，腋下、性器官周围及脚部的汗腺也在发挥作用。虽然人类是从动物进化来的，但我们不会像雄性卷尾猴一样，把自己的小便涂在身上来吸引雌性，因此我们每天都要洗澡。外部性器官如外阴和阴茎只需要用清水来冲洗，实在需要的话可以用性质温和的肥皂。女孩应只清洁外阴，然后从前到后洗一下。男孩应把包皮拉后，然后洗净堆积在里面的分泌物。清洁时只需把包皮轻轻拉后即可，如果包皮拉太紧引起疼痛，则应及时去看医生。

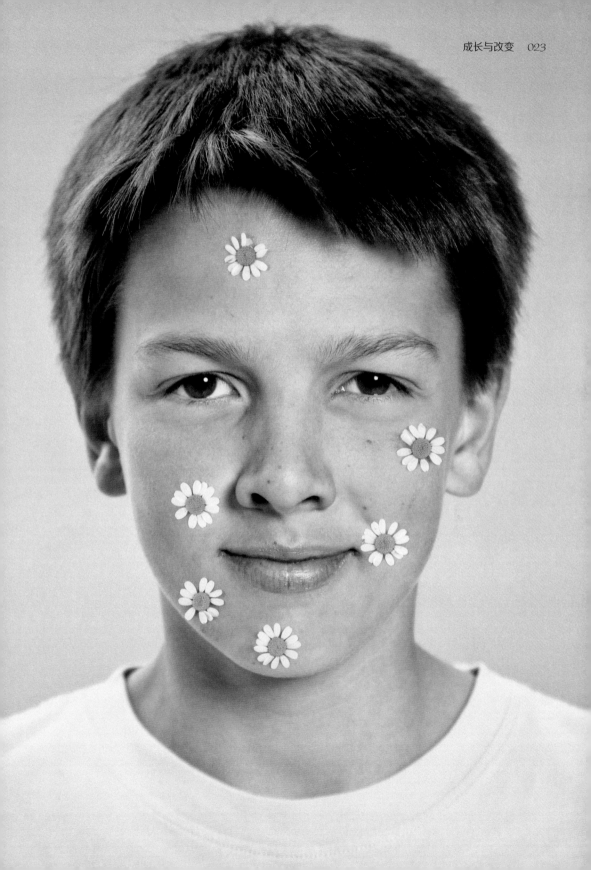

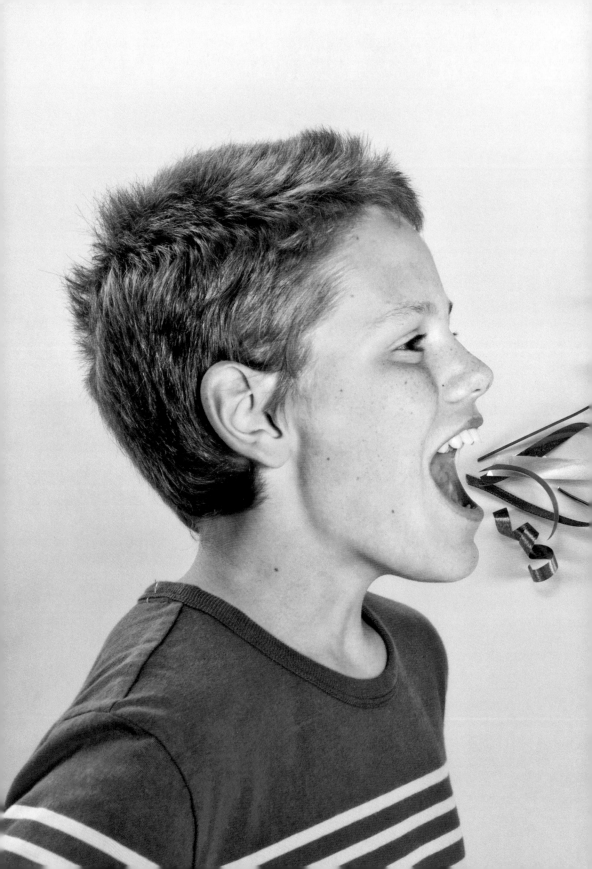

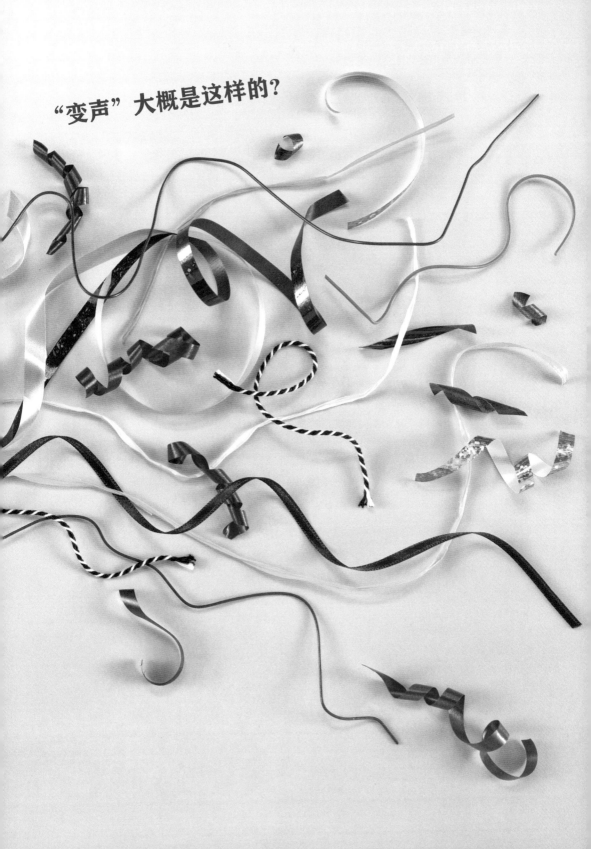

"变声"大概是这样的？

10 只有男孩会变声吗？

当小男孩无法控制自己的声音并发现其时而高亢尖锐，时而低沉沙哑时，这说明他到了变声期。变声期可以持续九个月至两年，直到声音低沉了一个八度。大多数人到了15岁，喉头就已发育成熟，然后他们必须从合唱班的男童组转到男声组。而在大约270年前，作曲家约瑟夫·海顿18岁时还可以和维也纳男童合唱团一起合唱。女孩大多数时候很难察觉自己的声音变低，因为她们的音程只降了三度。

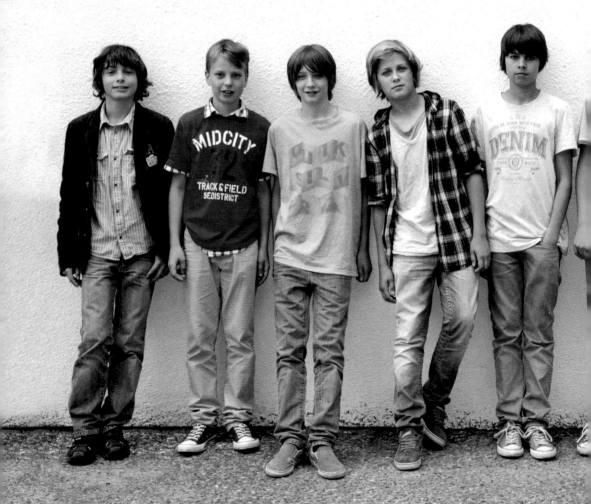

⑪ 为什么有些男孩会那么矮小而有些又那么高大？

　　因为荷尔蒙改造身体的速度是因人而异的。许多男孩在14岁左右就开始迅速发育，当然有的人早些有的人晚些，有的男孩一年会长高多达12厘米。他们通常是从手、脚、手臂和腿开始长，一段时间后许多男孩就会变得瘦瘦高高的。

　　大多数情况下，当男孩们到了20岁出头，身体的其他部位的发育也赶上来后，他们的身材比例就会变得协调些。

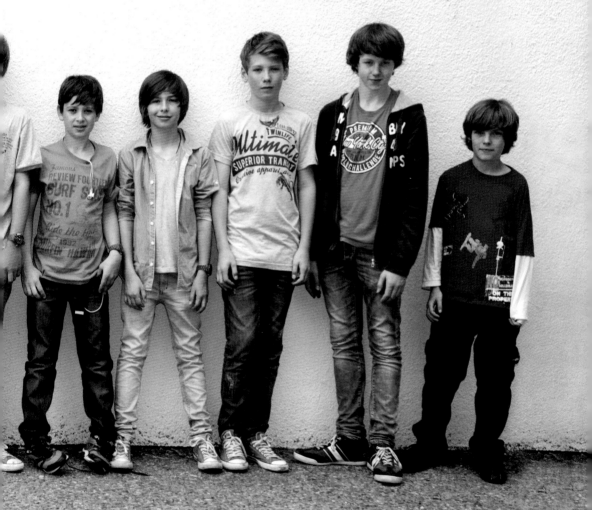

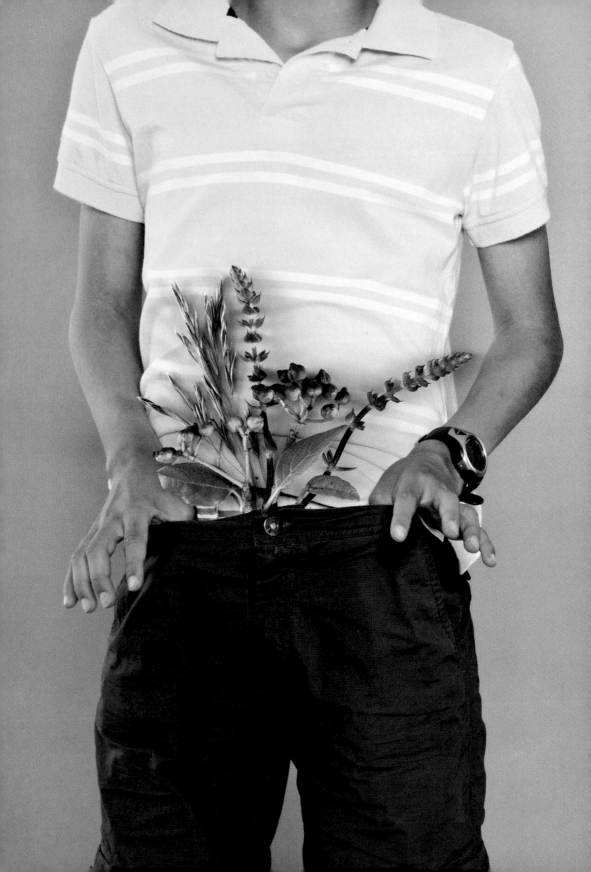

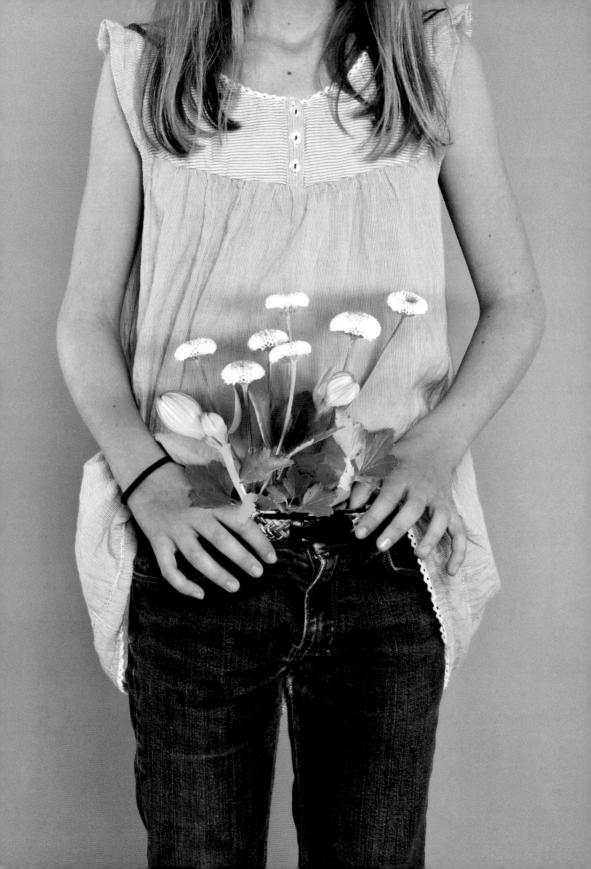

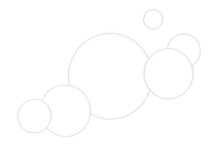

12 为什么会有阴毛？

"瞧，我现在可以传宗接代了。我的阴毛可真香，你根本无法抗拒。"一头公猩猩大概会这样告诉母猩猩——如果它对自己新长出来的阴毛有任何想法的话。给阴毛剪一个发型或者把它剪短，对阴毛来说没有什么意义。许多动物的阴毛会产生能够吸引异性动物的芳香物质。当然我们人类也会被其他人的独特气味所吸引，并且在长有阴毛的地方更容易散发出吸引异性的气味。

⑬　为什么我开始觉得她讨厌，现在又喜欢她？

　　你还记得你以前是怎么和其他男孩玩捉坏人的游戏吗？拿着枪吵吵嚷嚷？反正好像没那些女孩们什么事儿，她们看起来傻傻的，也不愿意一块玩。 这是为什么？因为女孩就是想做女孩，而男孩就是想做男孩。为了找到自己的身份、性别角色，男女孩在小学时期会分群，会夸张地表现自己以符合各自的性别特征。这时候，男孩会看不起女孩，反过来却自我感觉良好。当你进入青春期， 男孩和女孩之间的区别就清晰了—— 并且突然开始被自己的对立面所吸引。这些对立面不一定都与性别有关。也许你是男孩，你喜欢的也是男孩；又或许你是女孩，你对另一个女孩有好感。或许你觉得某一个人如此不同，深深地打动了你；又或许你发现自己和对方有很多相似之处，因此很乐意和对方待在一起。慢慢地，你会找到自己的好朋友并建立相应的社交圈子，而这个与性别无关。

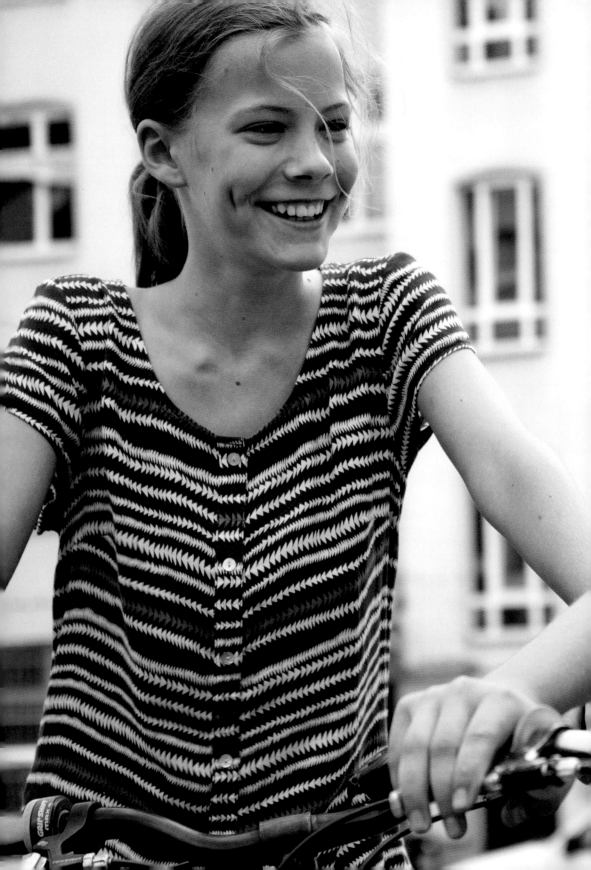

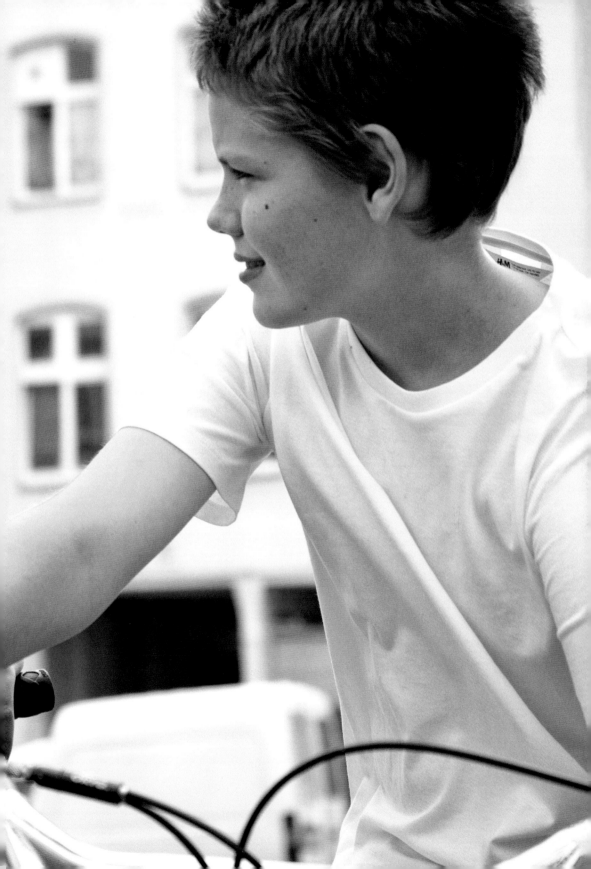

🗨14 十一二岁就开始刮体毛，这样是不是不好？

这为什么会不好呢？你可以决定自己的身体留或不留体毛，因为你已经长大了。如果你不喜欢你长得尚不均匀的胡子，就刮掉它吧！如果你不想在冬天里还刮腿毛或腋毛，那就留着它！思考一下，你刮掉身上的体毛，是否真的因为觉得它们闹心，还是只因为你的朋友圈里有人这么做？也有许多人留着他们的体毛，兴许，那样会显得更成熟。

另外，在日本，有些年轻女性甚至佩戴假阴毛。因为她们天生体毛较少，而在她们的文化中，体毛浓密的女性被认为是有女人味、生育能力强。而且，阴毛也不是不卫生的。

你可以自己决定刮哪里的体毛或者就留着它们。要注意使用好的剃毛器，刀片不要有破损，要知道私密部位的皮肤是尤其细嫩的。总之，保持个人的清洁卫生，做个干净清爽的自己，那才是更重要的。

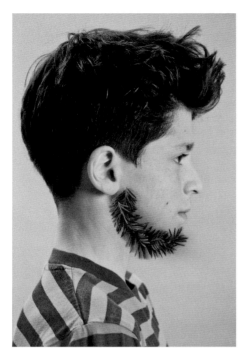
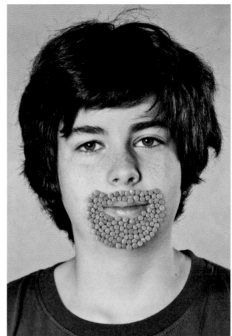
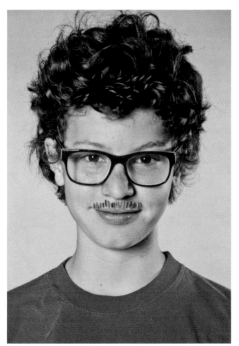
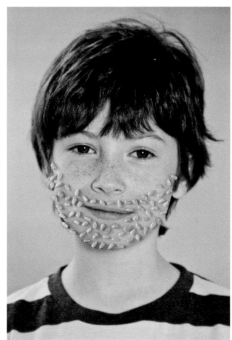

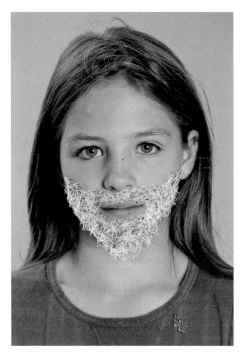
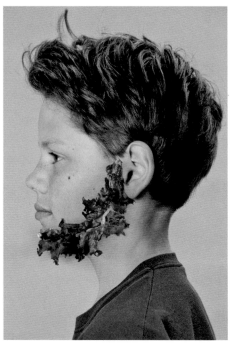
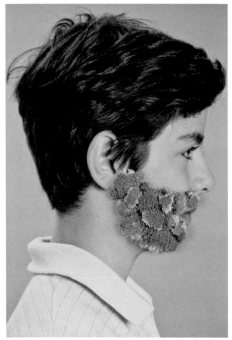
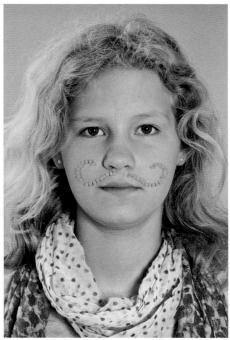

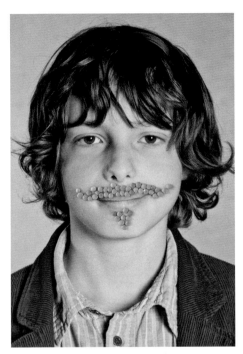

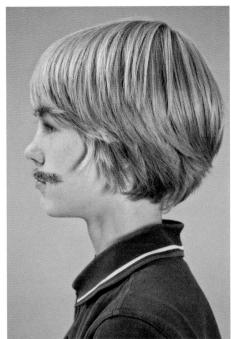

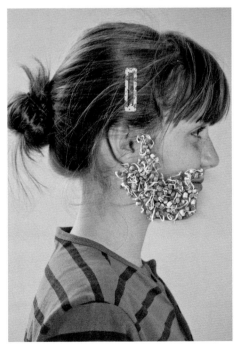

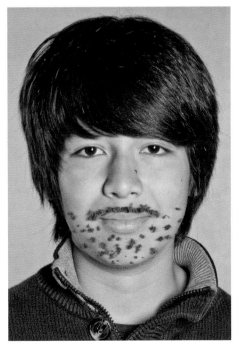

男孩与女孩

太大，太小，太长，太短皆浮云：

真实的你才是最好的。

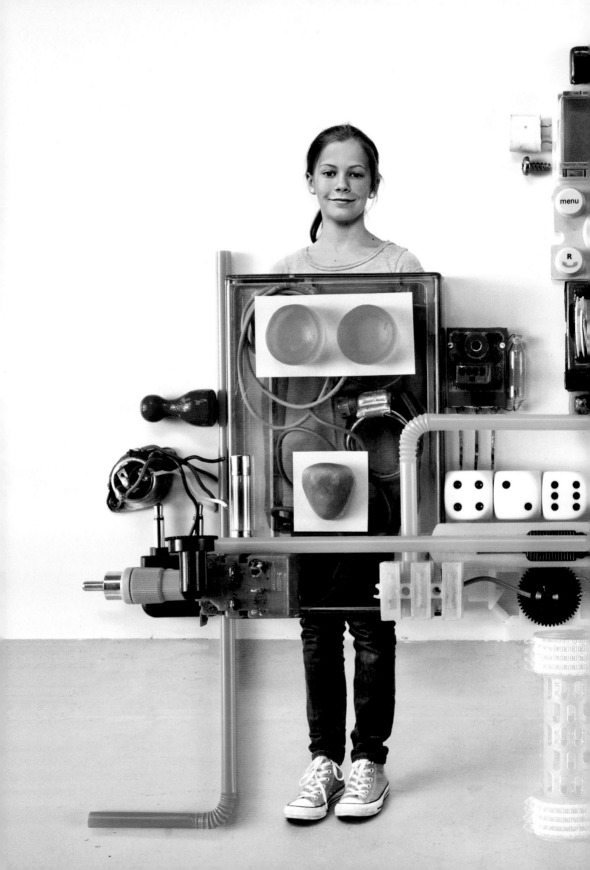

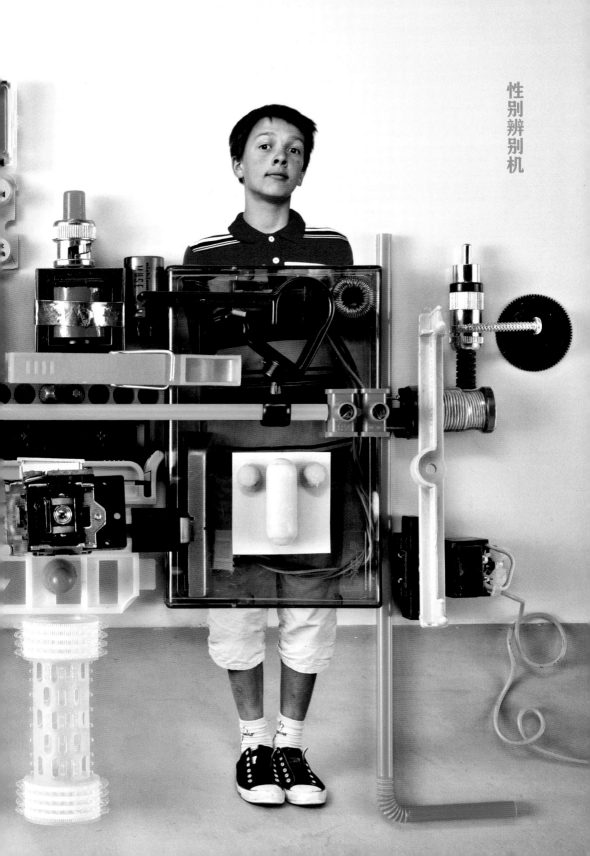

性别辨别机

我要做什么或吃什么，好让胸部长大？

　　在让胸部变得更大或更小这件事上，你是无能为力的。每个女人都有着独一无二的胸部，无论是大的、小的、椭圆的、浑圆的、挺立的还是低垂的。 女性荷尔蒙，又名雌性激素，会在青春期时让胸部生长：有的人左边的先长大，然后才到右边，有的则反过来。最终左右会大致平衡，而只有极少的女性左右胸部会完全一样大。如果你的胸部发育得早，那么它们很有可能也会较早停止发育。如果胸部发育得晚，则所需的发育时间也会更长：直到21 岁胸部还会变大的人也不少呢。此外，在恋爱方面，胸部大小是无关紧要的，重要的是你整个人—— 你的个人魅力、你的自信心，都会是吸引别人的关键。要知道，你就是你，要学会欣赏自己身体最自然的模样。

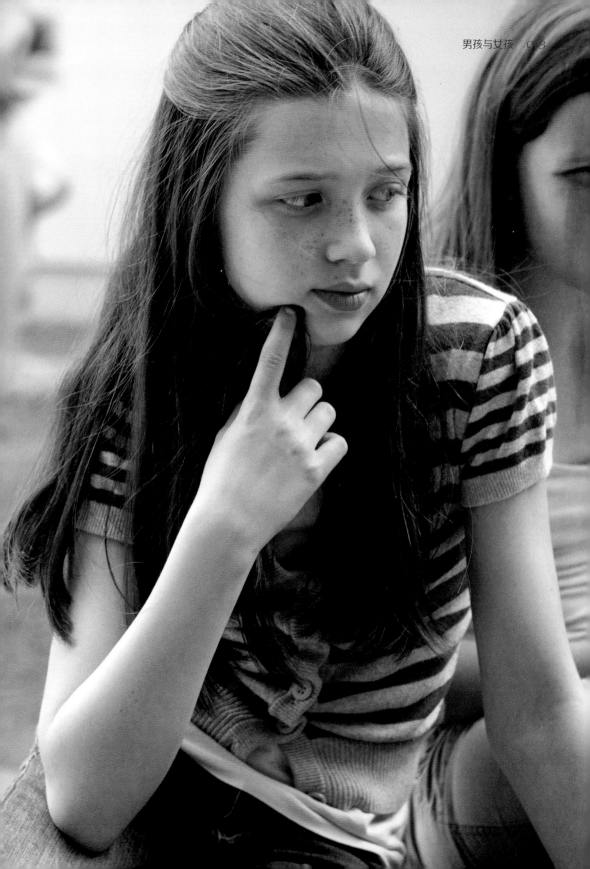

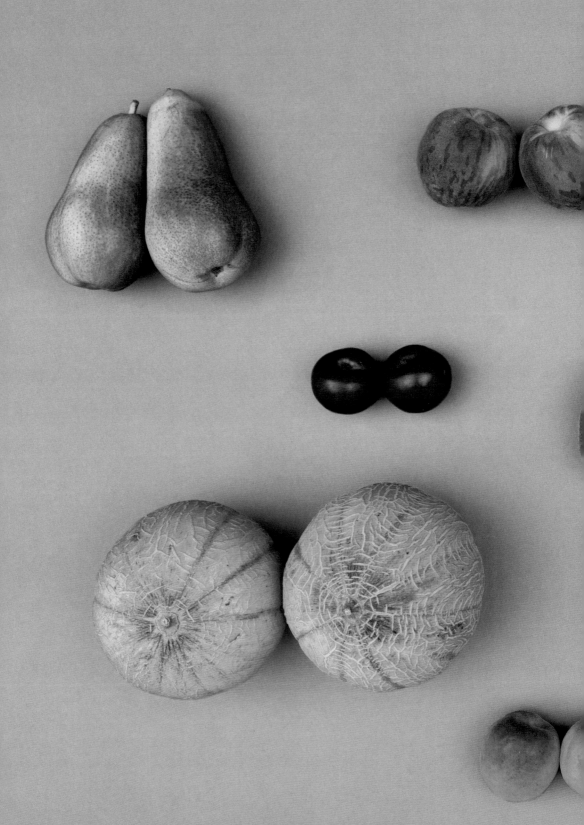

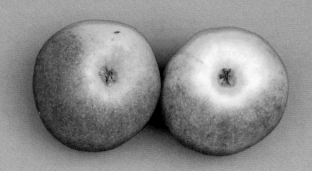

每个人都是不一样的！

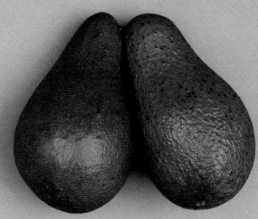

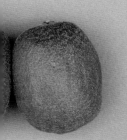

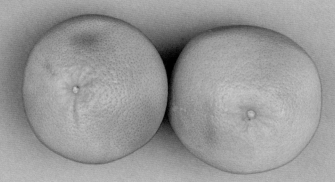

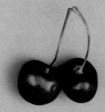

16 乳房内部是怎样的？

　　乳房的内部：除了有许多的神经、血管和淋巴管，还蕴藏着乳腺组织，它们舒舒服服地被脂肪包裹并保护着。一般来说，乳腺是很小的，也无法摸到。只有当女人怀孕了，开始给婴儿哺乳，乳腺才会发育完全。与此同时，胸部的大小是无关紧要的：无论什么样的乳房都能够哺乳。如果你胸部在经期的前几天有胀痛感，这也是正常的：原因在于每个月荷尔蒙值的起伏。在经期之后，胸部会重新变软。

17 如何称呼我的"妹妹"？

　　你听说过"Vulva"吗？听起来很美是吗？这个词来自拉丁语，指的是阴蒂、阴唇与阴道口。如果人们用德语说起"Muschi"，指的通常是阴户与阴道，从解剖学上解释是通往子宫颈的通道。选哪个称谓，是"Muschi""Vulva""Perle""Mumu"还是"Scheide"，这是你的决定。也许你可以自己给它起个名字，一个适合你的名字，一个可爱的美丽的名字。我们在这本书里更经常使用"Vulva"这个词，因为它在许多情况下听起来比较现代，也比较合适。

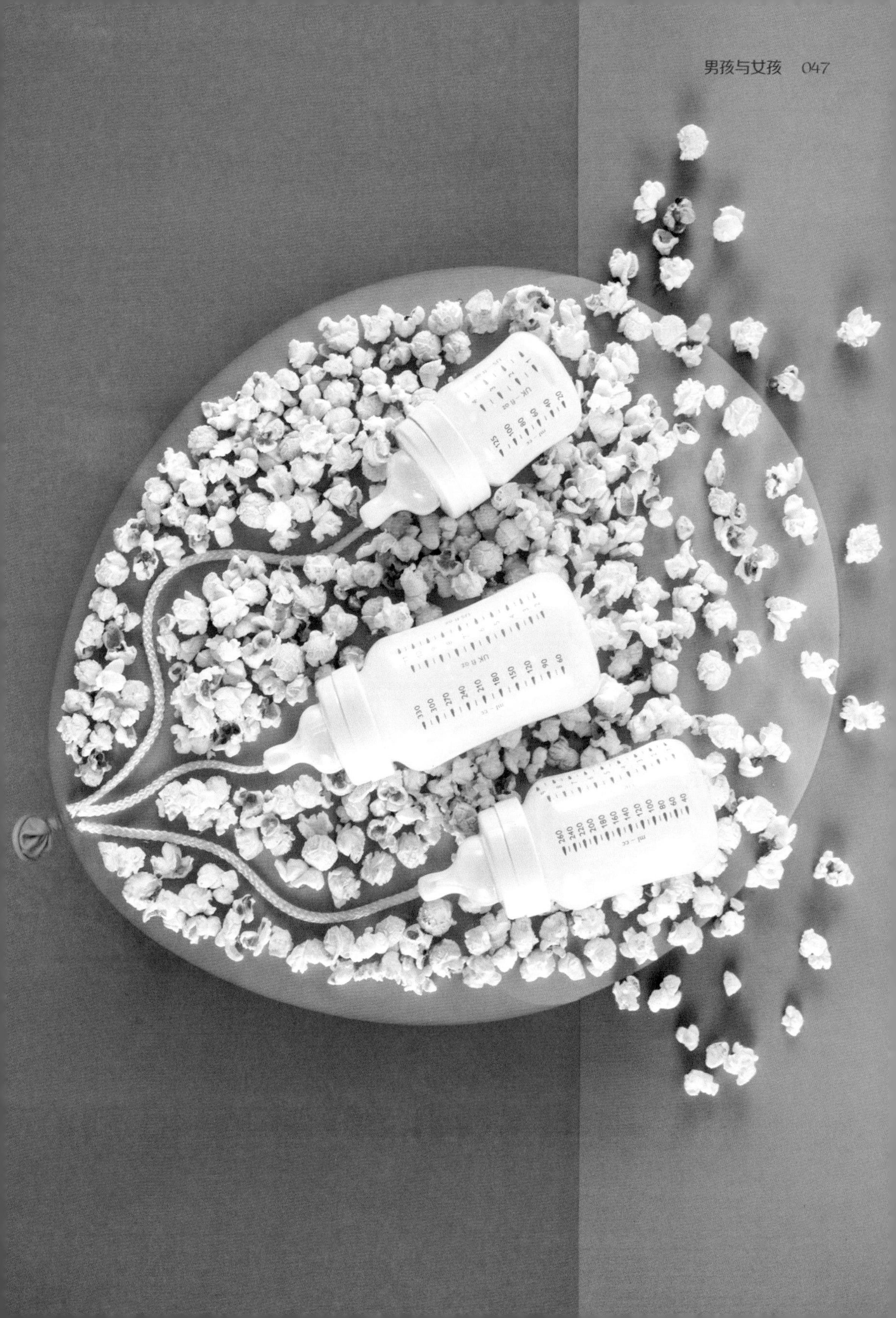

18　月经多久来一次？

正常来说，人们是可以提前计算经期的。因为月经通常是有规律的，在多数情况下刚好一个月一次。一般地，平均月经周期为28天左右。也就是说，在第一天开始流血，没有受精卵着床的子宫内膜会脱落，大多数女性会持续流血3～7天。差不多在月经周期的第一周末尾，在女性荷尔蒙的作用下，子宫黏膜会开始重新生长。在月经周期中间，大量的荷尔蒙会产生，一颗成熟的卵子会从卵巢移动到输卵管。此时一种叫孕酮的荷尔蒙会发挥作用，并使卵巢黏膜变厚：它要变成舒适的温床，等待可能到来的受精卵。如果没有受精卵入住，荷尔蒙水平则会在后半个月经周期下降，并进入下一个流血期。月经周期对于每个女性来说都是不一样长的：它有可能在20～35天之间变化。如果刚开始月经周期不规律，这也是正常的。但如果月经长期不规律，也别害羞，可以告诉妈妈，请她带你去咨询专业的医生哦！

19 人会因为月经过多失血身亡吗？

　　不会的，不用担心。因为你的体内至少有4升血液，而大多数的女性在月经期间只会流4～12茶匙血，也就是20～60毫升。这其中的3/4多数情况下在月经的头两天就会流失。如果在这些时候感到疲惫和无精打采，也是正常的。休息一下或者动一动，都能帮助你找回状态。对付痛经也可以通过做些运动来转移注意力。

　　在许多其他文化中，女孩在来初潮时会与闺密们举办私人的"月经派对"，好好庆祝自己从"小女孩"到"成熟女孩"的转变。

才这么多吗？

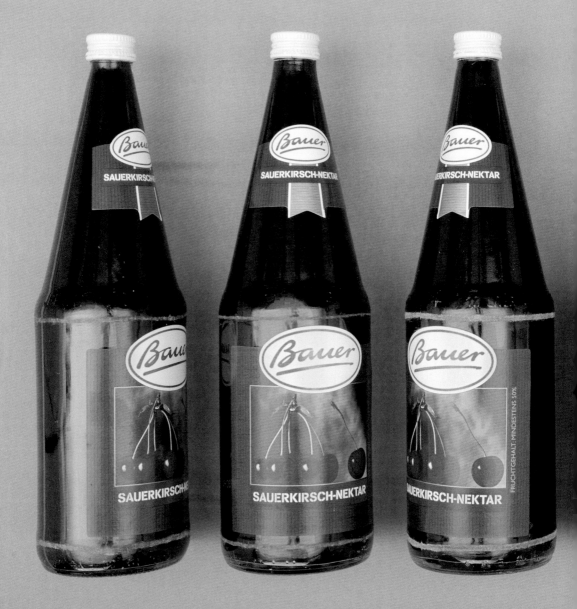

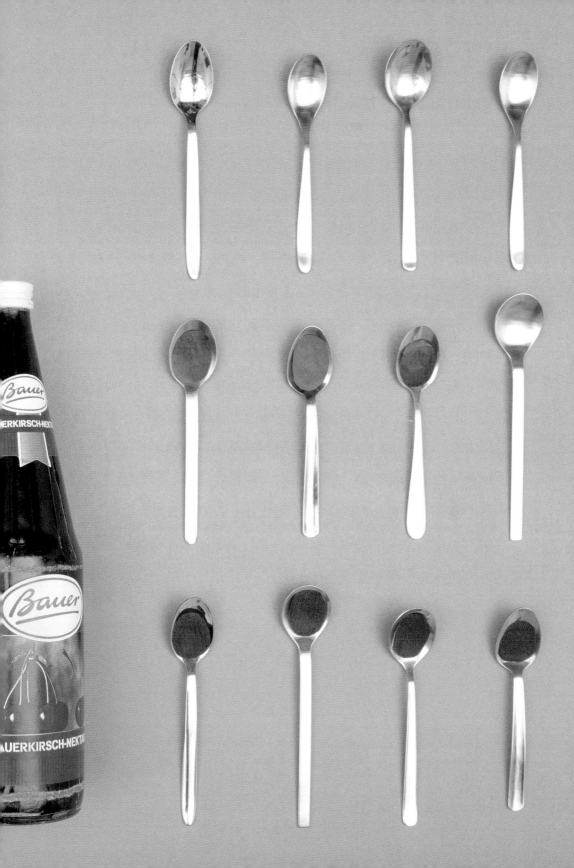

如何正确使用卫生巾和卫生棉条？

对于卫生巾而言，平均每天更换3~5次，也就是约3~4小时更换一次，会比较适当。原则上不必等到卫生巾全都润湿才予更换。若是在月经量较多的几天，可能更换的频率需要增加。夜间就寝时段，可以使用夜间加大型卫生巾，以防渗漏。

有些女孩也会使用卫生棉条。卫生棉条不扎人，也不会使人疼痛，如果放置正确的话，你甚至感觉不到它的存在。只有当阴道比较干的时候，在置入时可能会有些许摩擦感，这通常会出现在月经流血期的第一天与最后一天。你也不必担心处女膜：它能拉伸，并且只覆盖阴道口的一部分，否则月经来的时候血怎么流出来呢？所以不要着急，慢慢来，读一读包装及产品手册上的说明，从最小号的开始试，用手指还是用助导器协调，随你喜欢。但是要注意，只有当月经来的时候才使用卫生棉条。一般的分泌情况下可适当使用卫生护垫。

每个人都有不同的需求，依据个人的习惯使用适当的经期护理产品，才是最好的，也是最适合你的方式。

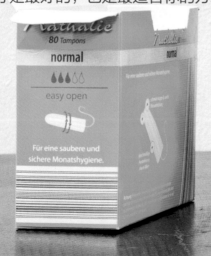

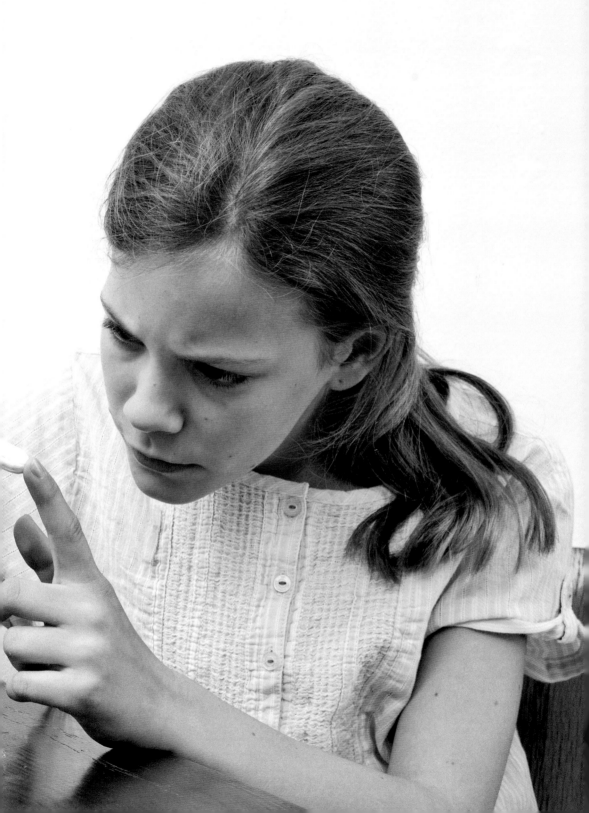

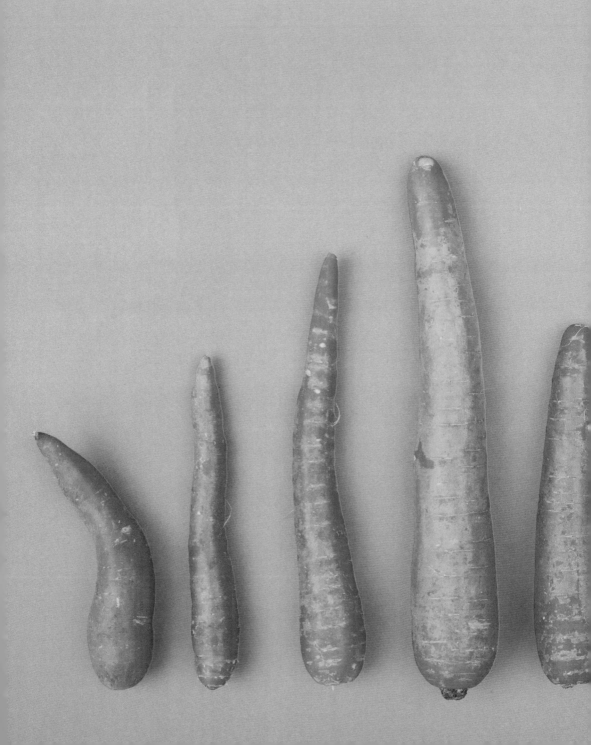

每个人都是不一样的！

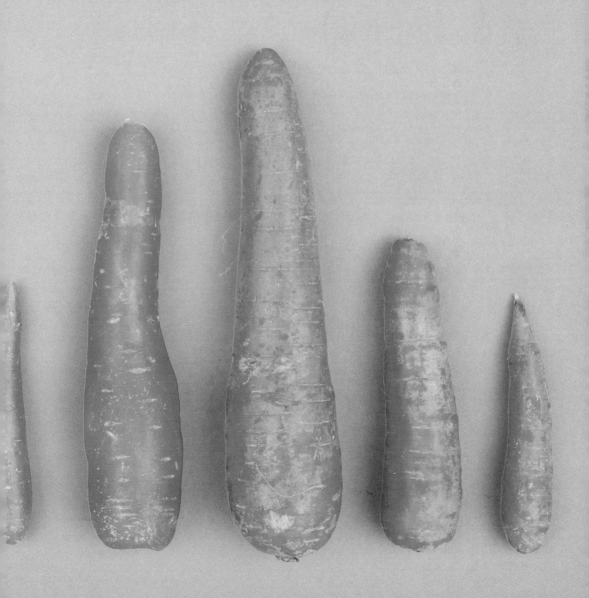

21 阴茎一般有多长？

阴茎是真正的"变形大师"。即使它平常看起来较小，当它勃起的时候，也可能会变大很多。与之相反，当它在休眠状态下就很大，那么当它硬起来时则不会比原先大多少。你的阴茎是怎样的？说到长度，在勃起状态下，亚洲男性的平均值为10 ～ 16 厘米。在青春期开始后不久，阴茎开始长大，一般要长到青春期结束。睾丸也同样在生长，它们的作用是产生男性荷尔蒙睾丸素。

阴茎的长度、粗细、大小和弯度都是由我们的基因决定的。如果每个人都一样，那岂不是太无聊了！此外，对于多数人来说，阴茎的粗细和长短在性爱方面是没有影响的。

22 几岁的时候会有精液？

也许11、12、13或14岁？你什么时候开始有精液并第一次射精，是在你的基因程序中谱好的。这大约发生在11~15岁，当睾丸产生足够的睾丸素时。男孩经常在睡梦中完成第一次射精。如果早上起来发现内裤或被单黏黏的，那你就该知道，你应该梦见了些好东西。这种梦也叫春梦。如果你在自慰时发现还没有液体射出，也不用担心，因为很快也会有的。

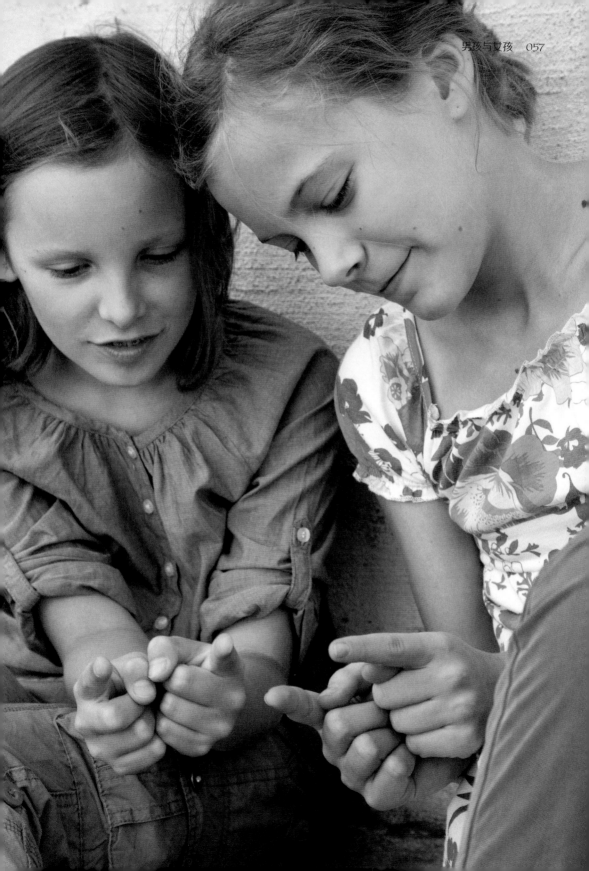

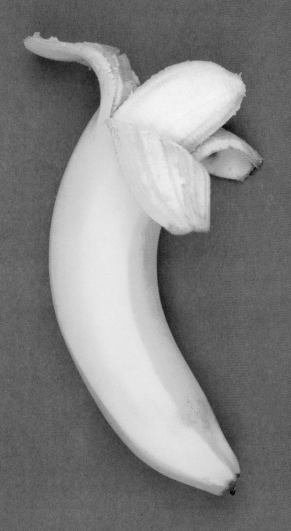
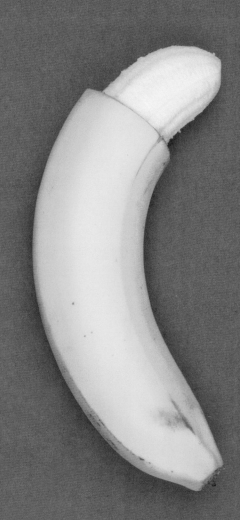

㉓　为什么有些男孩要割包皮？

　　男孩们的包皮覆盖着敏感的龟头。如果包皮裹得太紧，在阴茎勃起的时候就不容易退下去。它会绷住或撕裂，让人疼痛不堪。有些男孩甚至在排尿时也会遇到问题。在发育阶段，如果阴茎勃起时包皮仍包着龟头不能露出，但用手上翻时能露出龟头，就属于包皮过长；如果包皮不能上下翻动，包皮的口非常小，这就是包茎。多数男孩的包茎现象最晚到了青春期都会自己消失，不过如果没有的话，割包皮就势在必行了。不过也不必担心，一个简单的小手术即可完成。而通常情况下，用专门的药膏来舒展按摩就可以了。

　　在一些文化和宗教里，如犹太教或伊斯兰教，按照传统男孩都要割包皮，这种仪式叫做"割礼"。

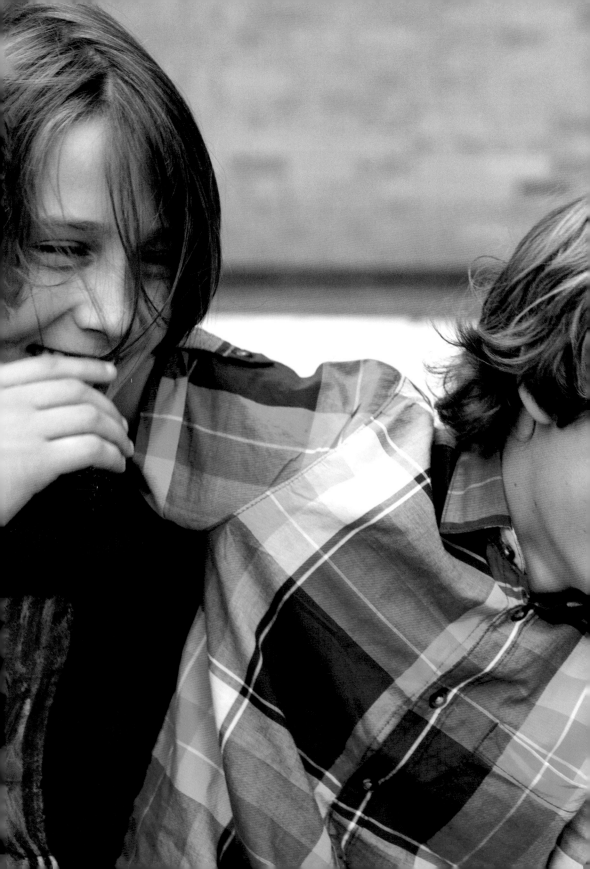

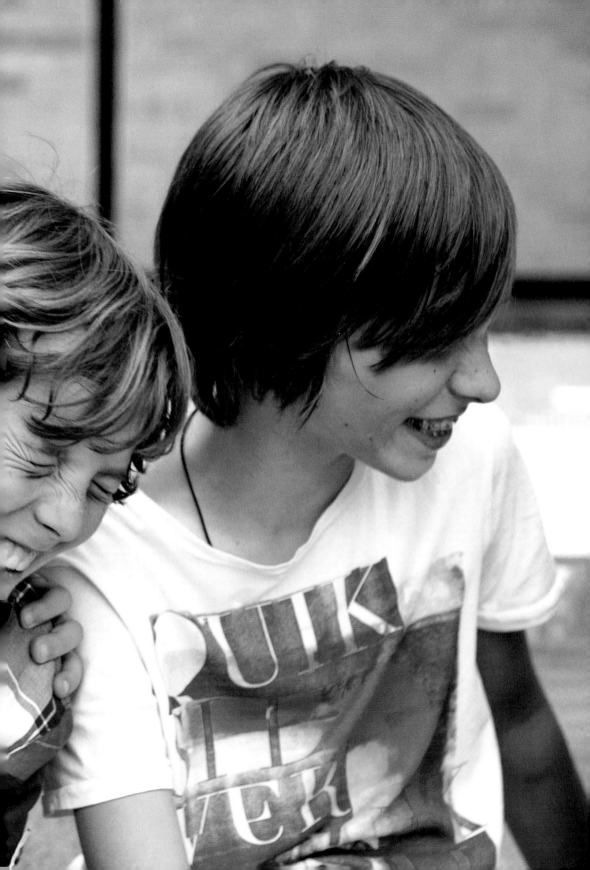

24 精液由什么构成？

精液由精子和精浆组成，它含有水、果糖、蛋白质和脂肪，还含有多种酶类和无机盐。微小的精子只占精液中很小的比例。它们携带了我们所有的遗传物质，又称DNA，并在一条长尾巴的帮助下快速地向前游动。精囊分泌的液体包含了大量的果糖，以便给精子提供能量。此外，膀胱下方的前列腺会分泌出一种物质以保证精子的活跃及抵抗力。一个健康男性的每毫升精液中有大约0.2亿~1.5亿个精子，所以每次射精的2~6毫升精液中差不多有9亿个精子。在青春期刚开始的时候，精子的数量往往要少一些。

一只雄性鲸鱼会对人类的精液量不屑一顾：南露脊鲸的每个睾丸有500千克重，能产生将近20升的精液！

精液看起来总是不大相同：乳白色的、黏黏的或者透亮清澈的。如果一个人连续射精，精液会显得越来越清，这是由于精子的含量变少了。你家里有显微镜吗？如果有，可以尝试在显微镜下看看这些活蹦乱跳的"小蝌蚪"！

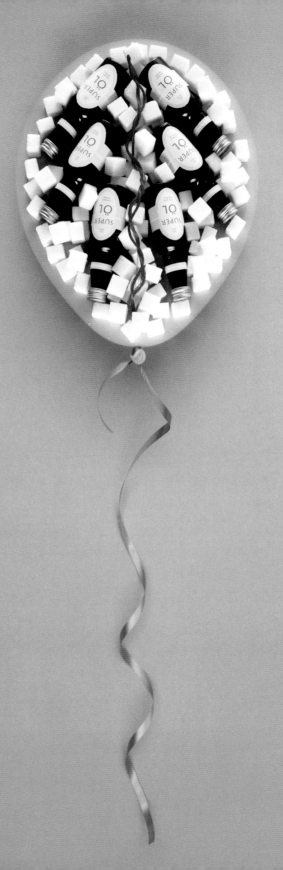

男孩还是女孩?

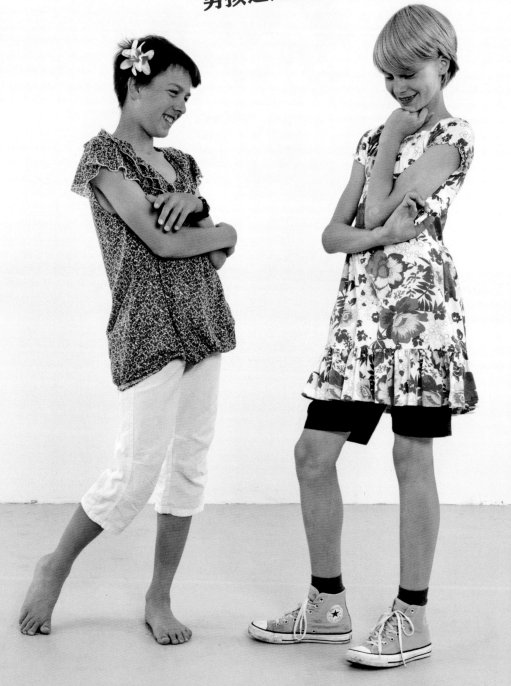

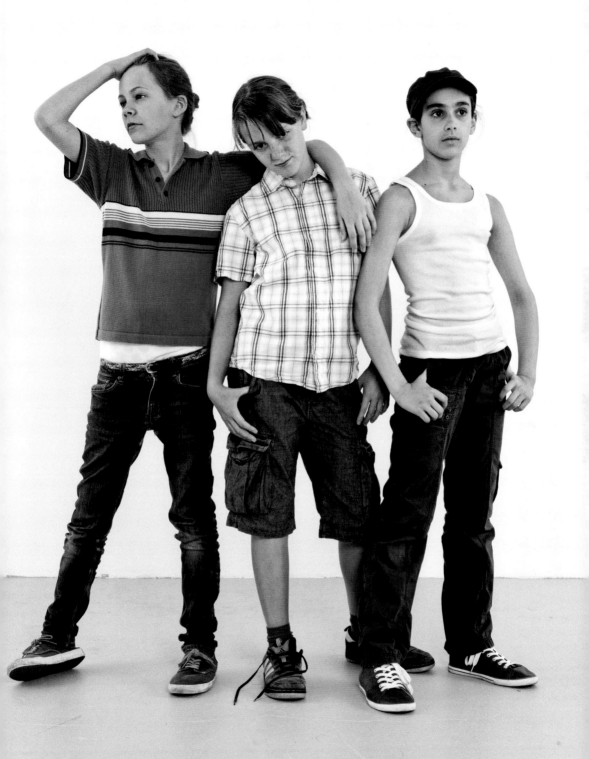

心动与恋爱

小鸟鸣叫，蝴蝶纷飞，心跳不止，忽冷忽热，茶饭不思：

爱情是什么？爱情会让我们怎样？

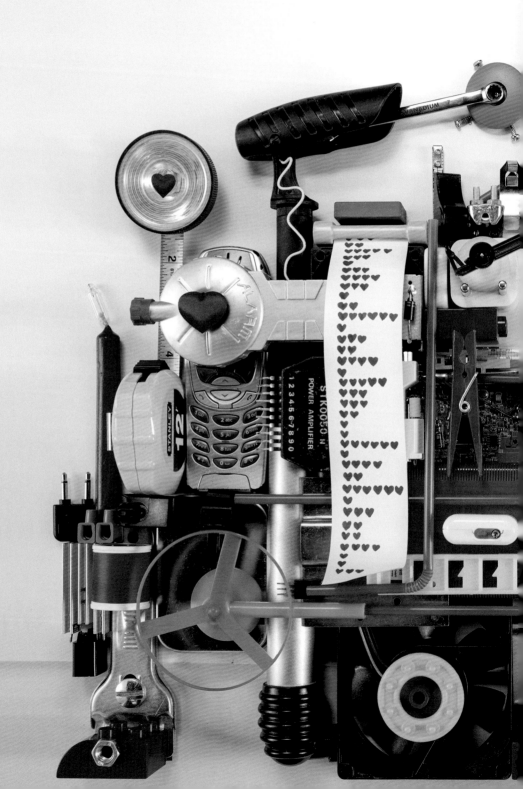

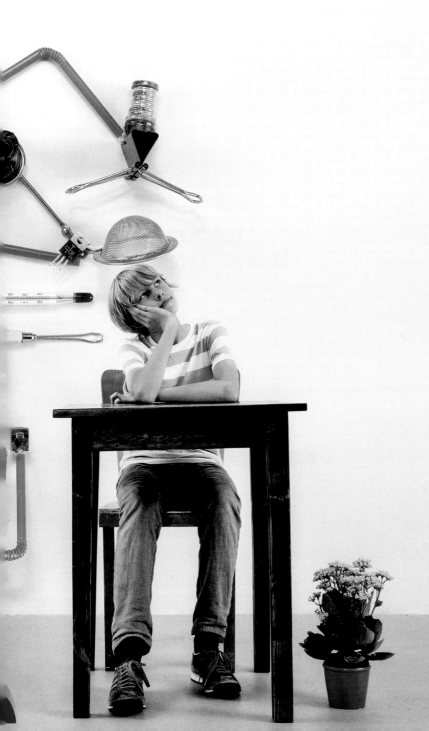

情书写作机

25 怎样写一封情书？

　　首先你需要点时间来理清头绪：你喜欢的人是什么吸引了你？是什么让你坠入爱河？是什么让你感到特别幸福？哪些性格让你觉得特别棒？当你和你喜欢的人在一起的时候自己的感觉是什么样的？是他/她的眼睛、他/她的笑容，还是彼此分享的共同点吸引了你？你害怕什么？……然后你就可以提笔开始写了。简单地说，你要按照自己的真实想法来写，因为写得好坏都是真实的你。还有很重要的是，你要在信中让对方知道一些他/她不知道的你的事儿。但不要向对方要求任何东西！那会让对方有压力。也不要去网上找已有的文章，人人都会照抄，这样的文章对于你们两人来说都没有任何意义。

　　很多人也很喜欢在微博或微信上表达爱慕之情。发出或者收到一条"我喜欢你，想多了解你一点"的简短信息，同样会让一天变得甜蜜。

　　提醒一下，表达情感是人类的基本需求，但很多时候，即使你怀着激动与憧憬的心情写下这封情书，可能结果也会事与愿违。但你也不用气馁，因为你可以借此机会想清楚对方是否适合自己，自己是否有足够的勇气和能力去承受这份感情，并在未来为之努力，成为更好的自己。如果两个人在一起感觉十分愉快，对于学习和生活都充满动力，这才是最美好的结局。

怎样才能交到正确的女朋友？

如果人能知道什么是"正确"的就好了！幽默、体贴、健谈、漂亮、爱运动——很多人对女朋友有很高的要求。但什么人才能满足所有的这些条件呢？拿着一张清单去寻找想要的人是没什么意义的。大多数时候，人们并未抱着很大期望也能直接坠入爱河。而被选中的人往往与你预先设想的差别很大。

睁大眼睛找找看吧！或许是和你走同一条路上学的人，或许是你已经认识很久的人，或许是跟你有一样爱好或者是完全不同爱好的人，或许这个人还没出现。要相信自己！在学校操场上或是聚会上，在买东西时或是在游泳池里，适当地暗示，积极和人交谈，或是请人吃吃冰淇淋——经过这些交往，通常几秒钟后人们就会知道会不会有戏。

随着年龄的增长，以后你就会明白，总不会错的做法是不要太快交出自己。很快就跟人表白或发生亲密行为并不是个好主意，因为从喜欢到爱，从短时间热烈到静下来了解是需要过程的。当你事后发现这是一个错误的决定时，感觉将会非常糟糕。

在学习和生活上能相互帮助，拥有许多相似的兴趣爱好，这样的人或许离"正确"也就不远啦！

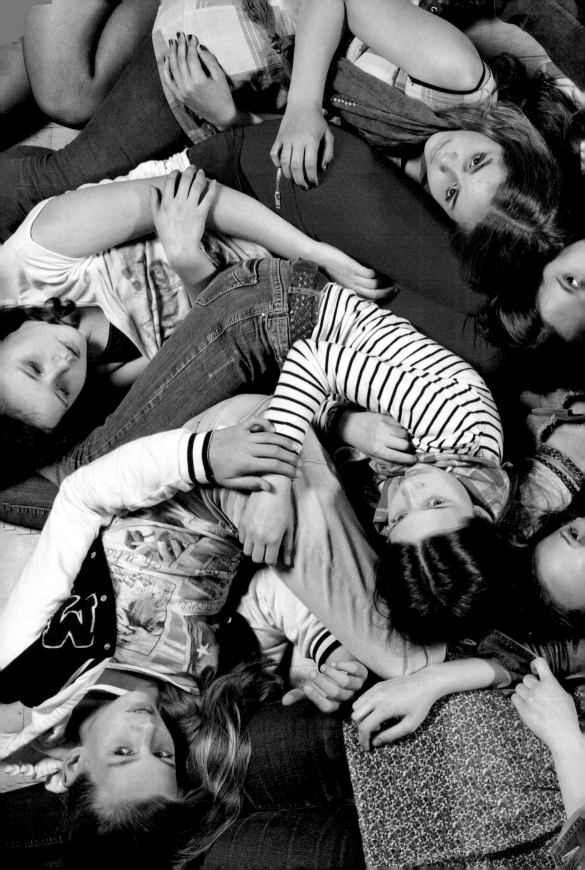

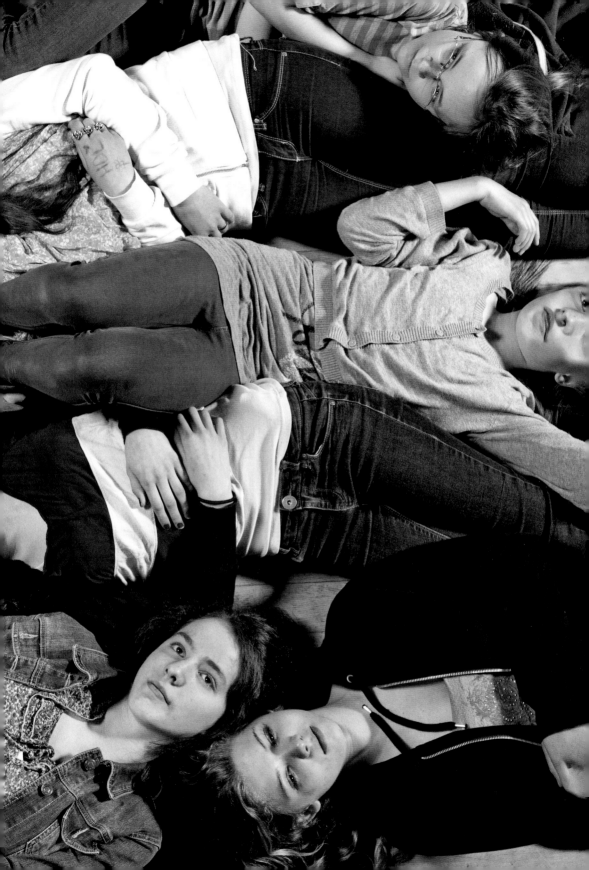

27　当男孩喜欢一个女孩的时候，真的会变得奇怪吗?

恋爱对于男孩和女孩来说都是新鲜且令人兴奋的。但男孩会更加担心自己不被心仪的女孩喜爱，或者被自己的朋友嘲笑。

越是没把握的男孩，他的行为就可能看起来越奇怪。比如整天说傻话、自吹自擂或是对人冷脸相待——总而言之，表现得不温柔也不体贴。尽管这对某些女孩来说很有吸引力，但还有很大部分女孩不会喜欢那些装酷说大话的人，而是偏好那些真实地表现了自己感受的人。

通常来说，自信、风趣、开朗又会照顾人的男孩会得到更多女孩的青睐。一句话: 做最好的自己，才能收获最好的爱。

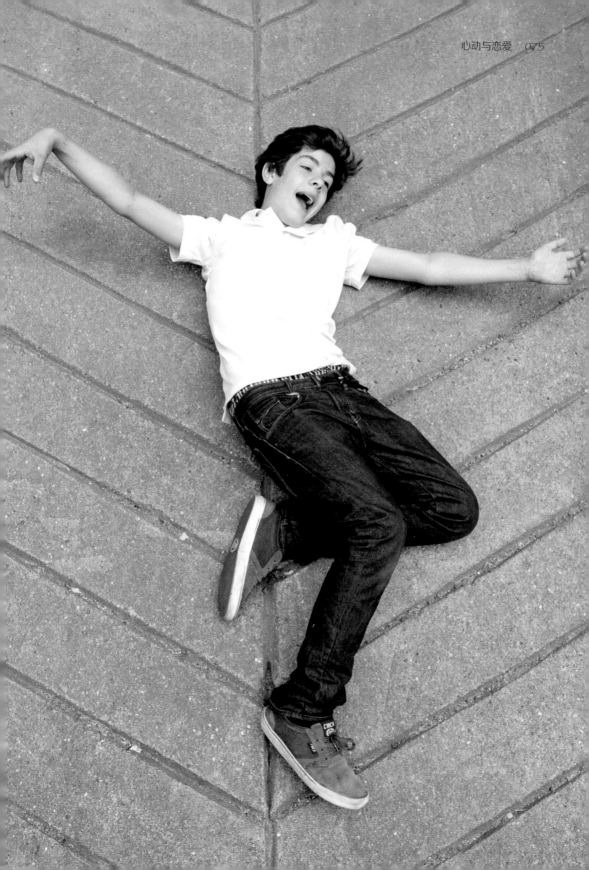

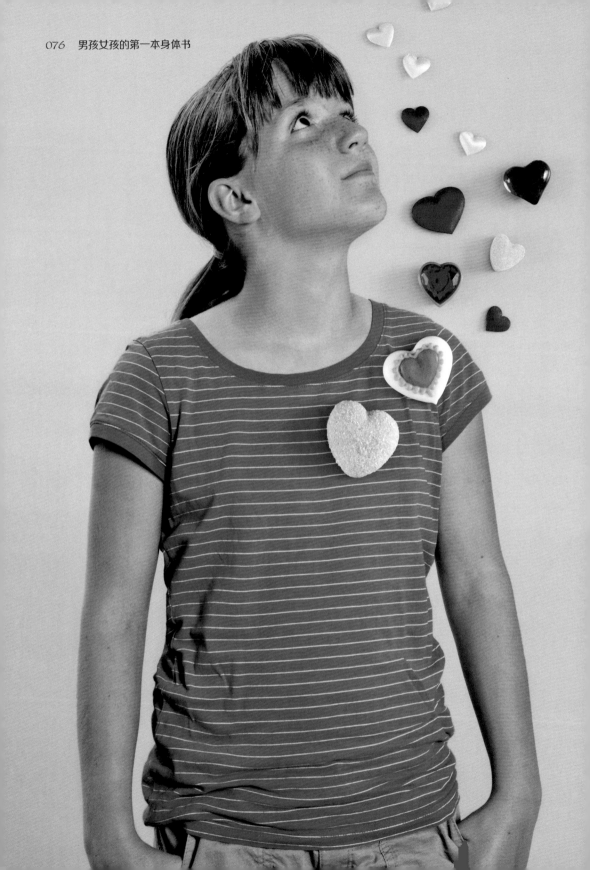

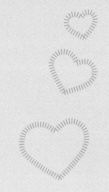

28 什么是爱？

爱是日日夜夜想着另一个人。爱是每时每刻想给对方发短信。爱是依偎在对方怀中时将手机关掉。或者倒不如说这是热恋的感觉？这些胃里发麻的感觉、激动的心跳、忐忑的呼吸，都是一方面害怕丢脸，另一方面又想让人留下深刻印象的紧张心情的体现。所有的事情都那么美好而激动人心——感谢恋爱荷尔蒙给我们戴上了美化一切的玫瑰色眼镜。

热恋就像是喝醉了一样，往往是通向爱情的第一步。尽管不是每一次热恋都会成为爱情，有时候人们很快就会发现，自己弄错了。先是发现了对方的缺点， 也许时不时还被对方惹得心情烦躁。 但即使这样，你还是想要对方成为自己生活的一部分，那么你就能愉快地确认这是爱情了。

虽然性爱也是爱情的一种表达方式， 但它出现于爱情的深层阶段。初恋的感觉是新鲜、 羞怯又朦胧的， 如果想更稳妥地保持初恋的美好，建议不要随意过快地步入到用"性"来表达"爱"的阶段。

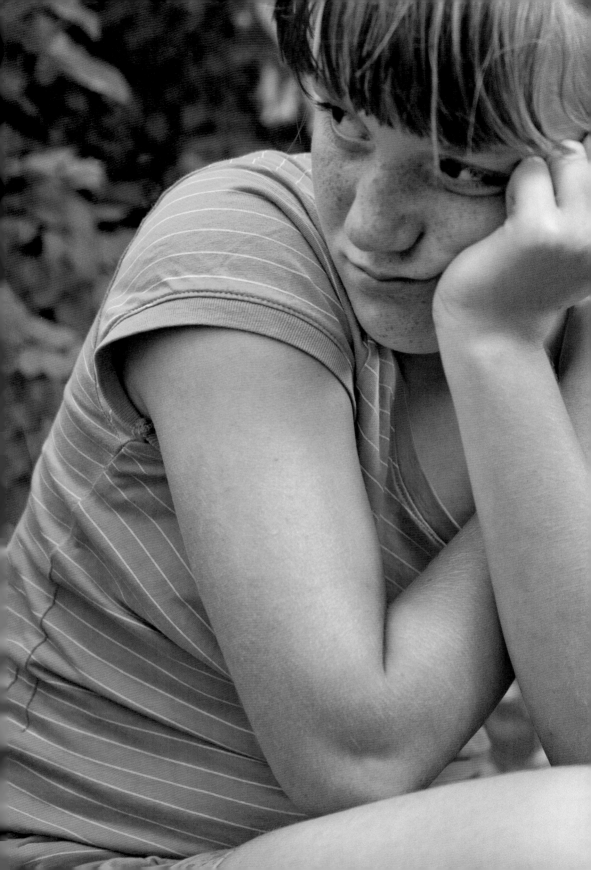

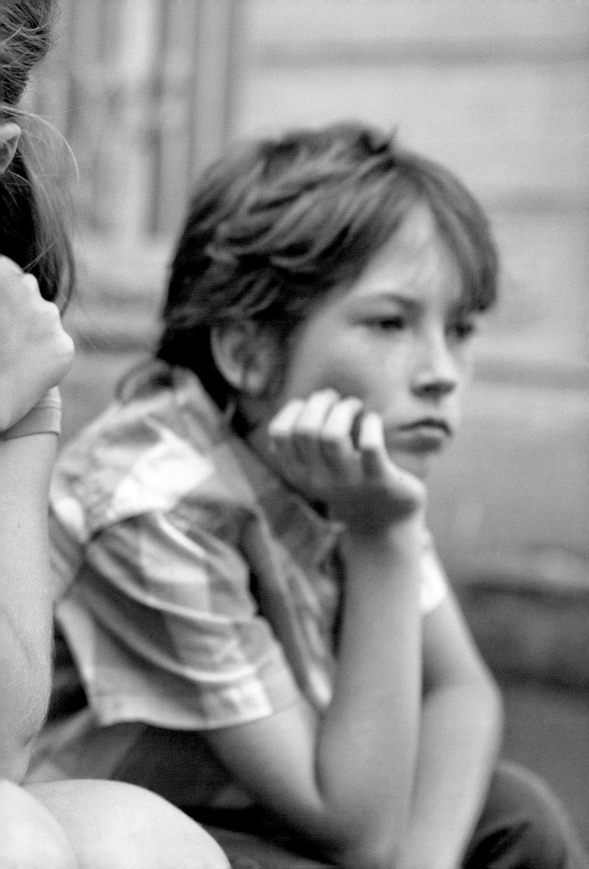

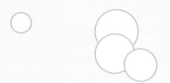

29　当一个女孩喜欢我，但我不喜欢她时，我该怎么做？

你最好和她谈谈这件事，这是最公正的方法。如果你冷漠地对待她，她可能会对你更感兴趣，这也可能伤害到她。无论如何不要取笑这个女孩的感受，也不要偷偷和朋友谈论这件事。如果你在她的位置上，你也会觉得对方这么做是非常可怕的。在周围没有别人的时候把你的想法说出来："我想你应该是喜欢我，但是我不喜欢你。我并不想伤害你，也请你不要有什么期待。"她会感到自己被认真对待了，也会明白自己所处的状况。

30　人能够不再爱一个人吗？

虽然这听起来很难，但最好还是勇敢面对这种悲伤、气愤、失望的感觉。有人和你分手时，你也许会难过地痛哭，但这么做恰好是有所帮助的。接受亲友和父母的安慰，谈谈或者写写你的感受。看有趣的电影和书籍或者去运动来转移你的注意力。

比起说服自己"对方本来就很蠢""我已经不喜欢他/她了"，上述那些方法都更有助于减轻失恋的痛苦。随着时间的流逝，爱"某个人"的感觉会慢慢变淡，你就能以全新的姿态接受新的人和生活了。

 我怎样才知道，我恋爱了呢？

哎哟不错，心情超好！没什么能骗过你的心情。喜欢一个人的时候，你感觉自己好像有一双翅膀，可以和整个世界拥抱。当你喜欢的人站在身边时，有的人会惊慌失措，太过激动以至于连话都说不清楚；也有的人恰好相反，会异常兴奋，变得像小丑一样，无法安静地坐着。这种情况有时是无意识的，有时也是因为迫切想给对方留下深刻的印象。家长、学校、朋友、兴趣爱好——在这个问题前都变得不重要了——"到底我们什么时候才能在一起"，这才是你朝思暮想的。

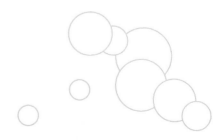

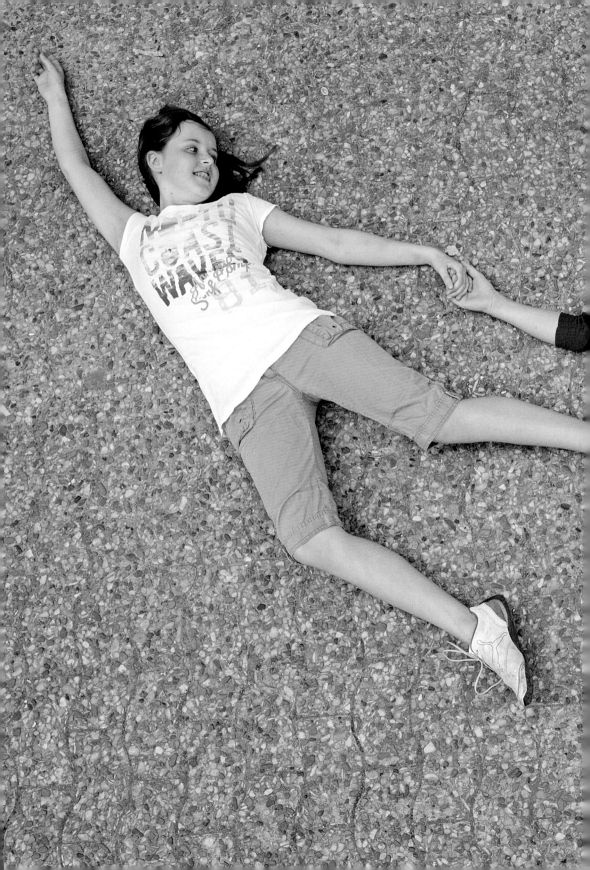

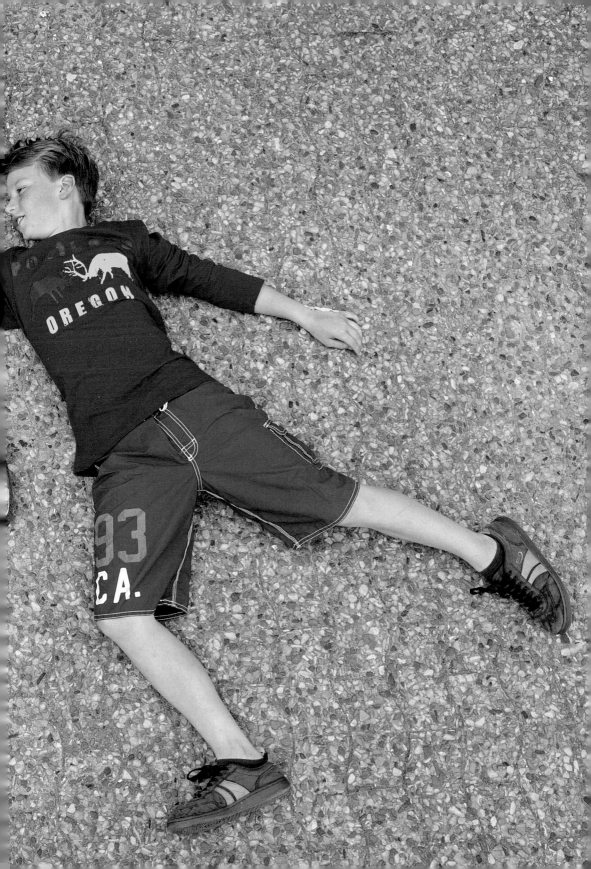

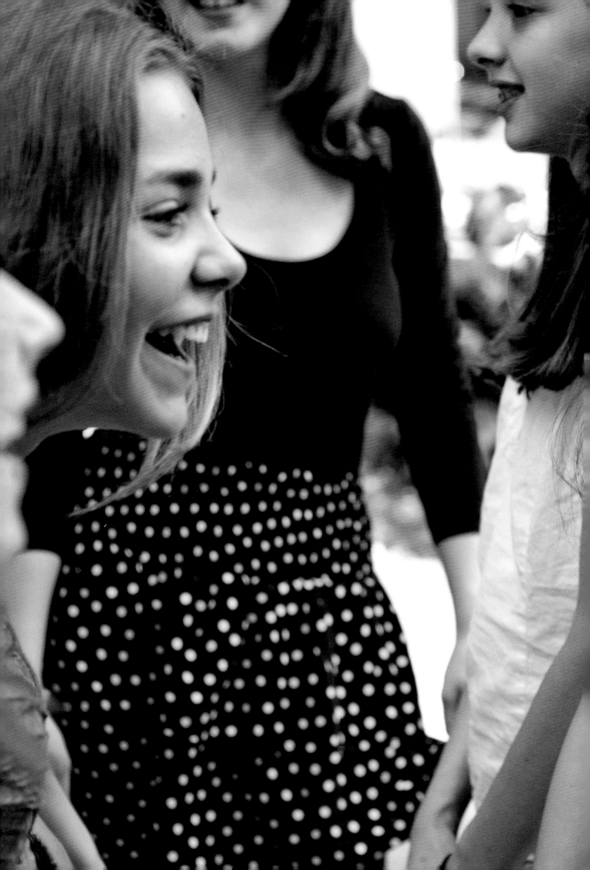

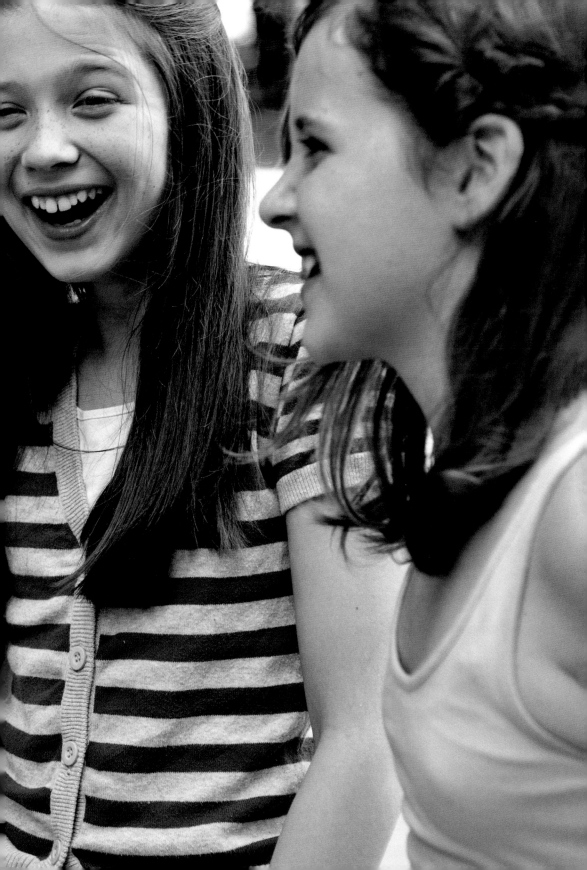

怎么说服一个男孩喜欢我？

嗯，很遗憾没有什么妙方，没人能说服别人喜欢自己。当然你可以告诉他，你喜欢他。这是第一步。保持好奇。问问他，喜欢什么音乐？想不想去看电影？或者说说你的事，这会让你们不那么陌生。但是不要言过其实，也不要阿谀奉承。这只在动物界有效：雄性黑猩猩会把自己的狩猎物和它喜欢的雌性分享，用以换取作为报酬的性行为。

你很快就会发觉，这个男孩是不是接纳了你，是不是接受了你接近他的尝试。可能他不接受，那你们就不合适。你不能强迫任何事。但你也要知道，不去尝试可能比遭到拒绝更糟糕。

当然，成为一个更好的自己也绝对不是一个坏主意，你的优秀会被对方留意到，这比起刻意做什么事来讨好对方可能更有效。

能同时爱很多人吗？

当然，因为你的心，大到足够让很多人找到位置。你可以有很多因为不同原因而喜欢上的朋友，和他们一起打发时间，这是完全没问题的。真的同时爱上几个人，不能做出选择或是不想选择，也是会有的。然而大多数人会证明自己更喜欢某一个人。如果不这么做呢？那就必须公正、真诚地对待所有人，充分理解大家。要知道，人会心生嫉妒。毕竟大多数人不会愿意接受他们最喜欢的人眼中另有他人。

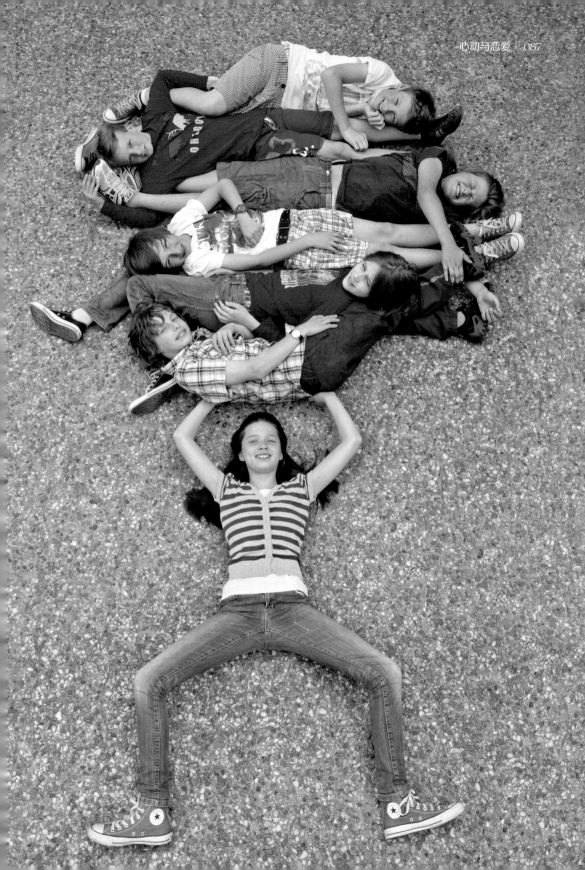

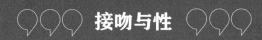

接吻与性

从接吻、爱抚到性:

怎么、为什么、什么时候、和谁、

如何保护自己?

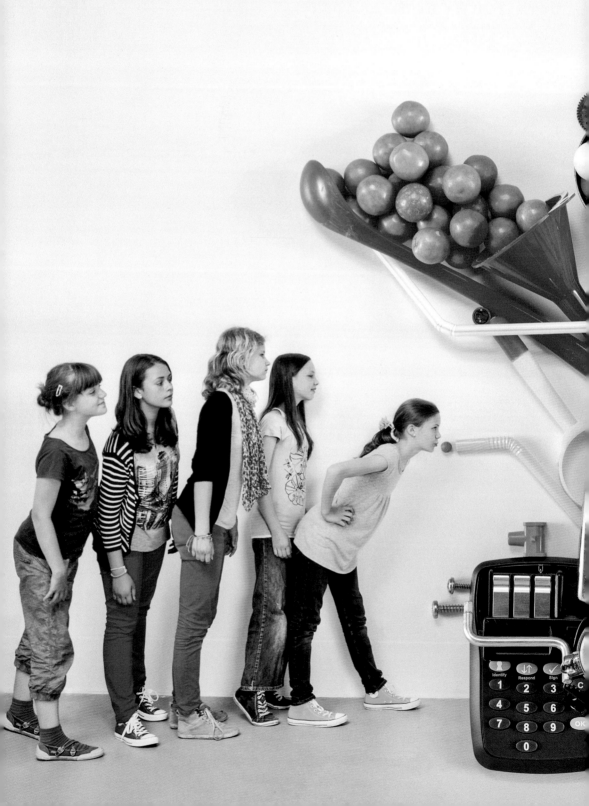

心动测试机

34　怎样接吻？

哈，这应该你自己去发现！第一次接吻的时候别太紧张，玩得开心些。大多数男孩和女孩觉得，能在一起开怀大笑才是最重要的事。另外，接吻能使人放松，而反过来，放松也是接吻前该考虑的准备工作。因为嘛，嘴巴不是用来打架的。

接吻也是有各种各样的：长的、短的、湿的、干的、带咬的，有的野性十足也有的羞怯腼腆，有人闭着眼睛接吻，也有人睁着。无论哪种情况你都会发现，接吻让人感觉幸福，因为它促进幸福荷尔蒙的产生。但一个超过50小时的吻也能让人感到幸福吗？这个接吻时间是2012年一对泰国夫妇创下的世界纪录。

初吻和性一样，对每个人而言都是宝贵的，等你真正找到合适的对象再一起尝试也不迟！

35　从什么时候开始才能接吻？

各就各位——预备——开始！只要不太过于热烈，亲吻是没有年龄限制的。但是，热烈的舌吻被法律认为是性行为的一部分，只有在14岁之后才被德国法律允许。而且，当你作为留学生去美国的时候要注意：在一些保守的联邦州，在学校里接吻是被禁止的。在中国更是如此。

36　什么是性爱？

　　我们不是火鸡、虱子或者钩盲蛇，它们在繁殖的时候才不需要伴侣。我们需要性爱，这样我们才不会灭绝。同时，造物主也在我们身体中安排了欲望，这样大多数人在性爱中能体验到乐趣和满足。仅仅为了延续种族而去做一些没好处的事儿当然是愚蠢的！不过理所当然地，有的人只想从性爱中得到快乐，并不打算生育后代。也有很多人无法生育后代，但是十分想得到。比如一些同性恋或异性恋，这些被自己相同或者不同性别的人吸引的人，也通过人工授精或收养的方式完成自己想要孩子的愿望。

　　除此之外，性爱也是一种表达爱的方式。它让人愉快，它联系了两个渴望对方的人。他们想对对方说："你对我来说是最棒的存在，我希望你在我的身边。""性爱"包含的内容，远远大于"性交"本身。接吻、抚摸、爱抚，事实上所有让人兴奋的，都是性爱。每个人都应该自己来界定，性爱对于自己是什么。

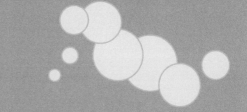

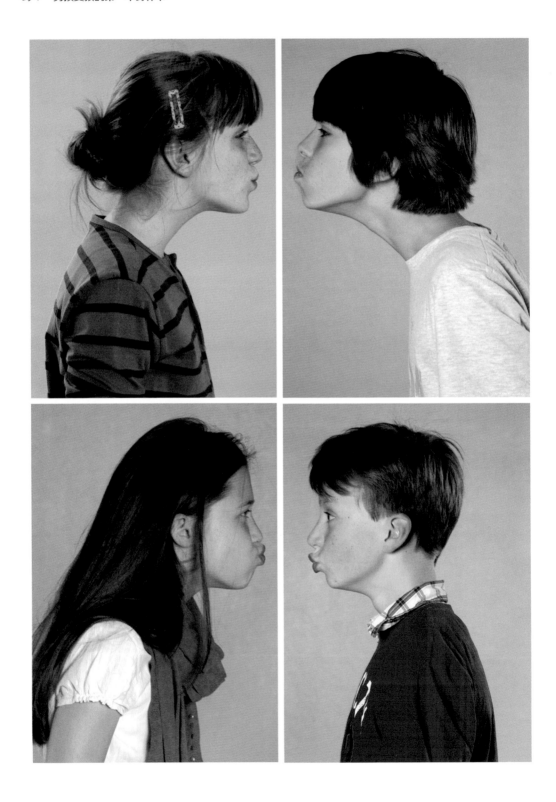

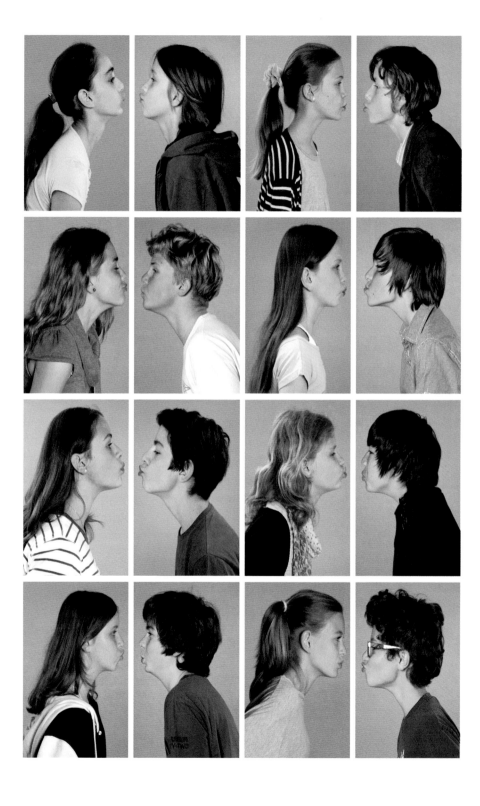

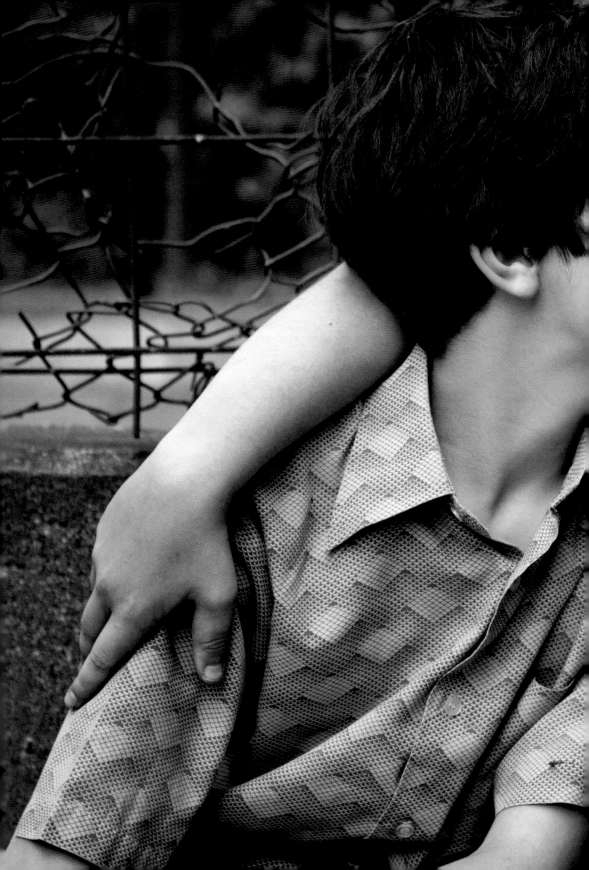

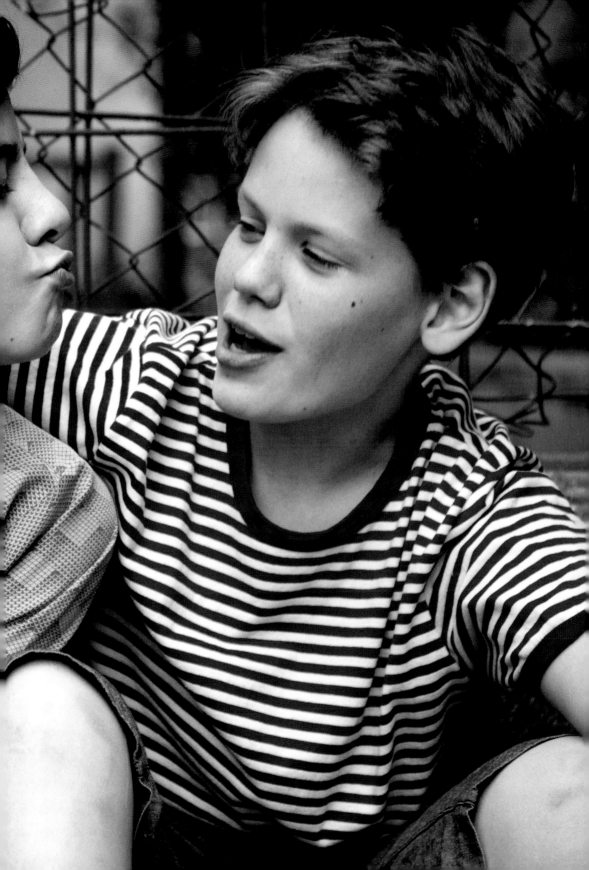

37 从什么时候开始才能有性行为？

德国官方的规定是年满14 岁。立法者相信，这个年龄后的人才能负责地对待自己和自己的身体。也就是说，自己能够判断应该和什么人交往，并且有足够的自我意识，在不想做爱的时候说不。事实是否如此？当你年满14 岁之后自己来判断。未满14 岁的时候，你被认为还是一个孩子，而和孩子发生性行为是违法的。当你们都只有13 岁，那你们就还没有达到承担刑事责任的年龄。但你们的父母会因为没有尽到监护义务而被指控和惩罚。而由于14岁之后你们在性行为中依然有精神上或肉体上被利用的危险，法律规定：14～18岁的青少年在与18岁以上的成年男女发生性行为时依旧受到特别的法律保护。因为有时会发生这样的情况：年长者，比如某个老师或是教练，或是其他的成年人，利用你想要得到好成绩或者表扬的愿望要求与你做爱。在这之后你可能会感到自己被利用或是被侵犯了。因此这对成年人来说是违法的。

另外，在德国，尽管性行为在14 岁就被允许，但仍有大多数人到18 岁也从未有过性经验。给你自己一些时间，这是一个完全私人的决定。只有你和你的男/女朋友一起才能决定这个时刻。

在中国，不满18 岁的属于未成年人，与未成年人发生性关系是违法的。

38 父母有权利禁止我做爱吗？

即使你们年纪相仿，而且都已经到了法律允许性行为的年龄，但是当你们还未满16 岁* 时，父母就有权禁止你们。毕竟他们在你16 岁* 之前都有监护权。况且谁能明白，他们的理由也许并没有听起来的那么愚蠢。比方说，当你们在一起没办法控制自己的时候，人们就觉得你应该更深思熟虑再做决定。当你未满16 岁*，只要父母认为是有害的，就能禁止你与20 岁以上的人发生性关系。如果你们不遵守，他们就可以向警察告发你的心上人。

也许你父母的紧张是不必要的，可他们真的只是想要在你失望后悔前保护你。和他们谈谈这件事就好了。

* 注：在中国，这个年龄是18 岁。

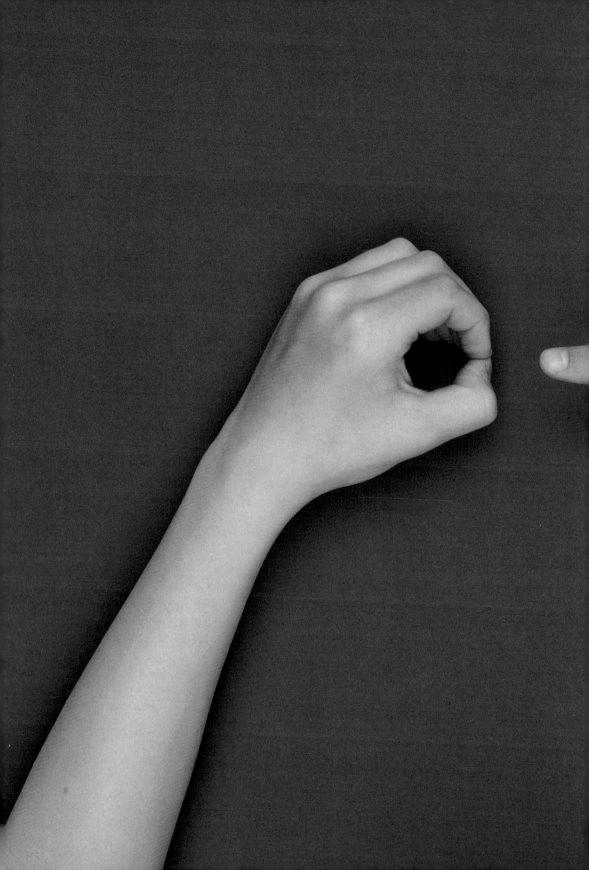

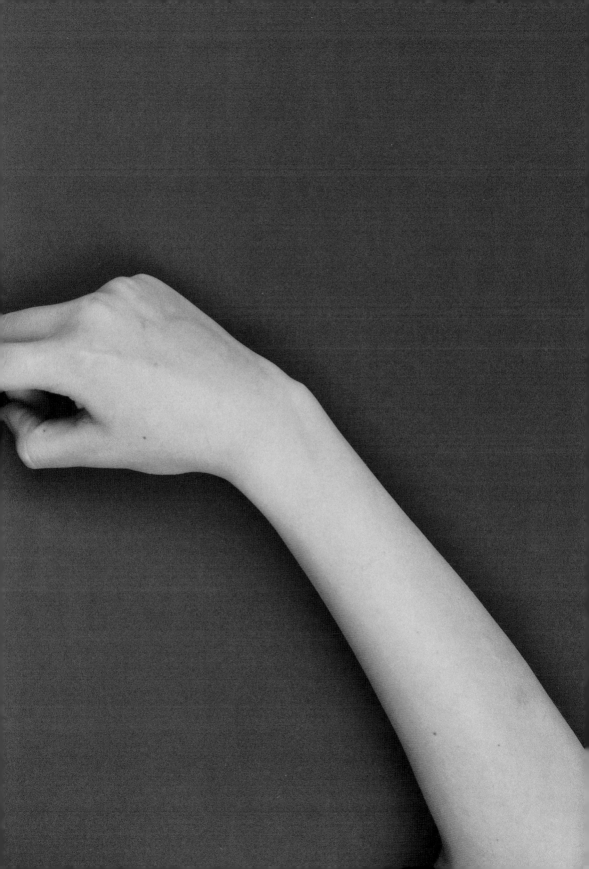

39　性爱是危险的或是不健康的吗？

事实上性爱是世界上最健康的事。因为当我们做爱时，身体会产生幸福荷尔蒙。当我们接吻和爱抚的时候，这种所谓的内啡肽就会产生。当我们大笑、通过考试或者运动的时候，这种物质也会在我们身体里活动，它不仅让我们感到幸福，也会增强免疫系统。当然前提是，你是出于兴趣而做爱，而非被迫的。并非出于自愿的性爱会导致忧虑，对身心健康产生极大危害。

性爱的另一种风险则是一些会通过性行为传播的疾病。甚至当人们彼此相爱并且相互信任时，危险也有可能发生。越是经常与不同的人发生没有保护的性关系，被传染病毒和细菌的危险就越大，这些病毒和细菌可能会引起让人难受的疼痛。人们甚至会染上艾滋病毒（HIV），这可是致命的。所以说，为了以防万一，最好在做爱时使用安全套，而且要遵守道德规范。

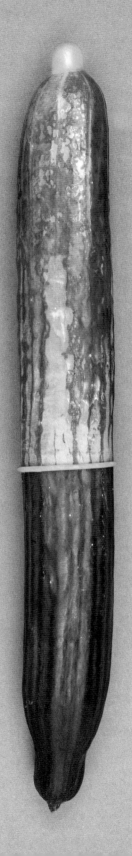

40 我能不能不经过父母同意就使用避孕药呢？

在你14 岁* 之前，医生不会给你开避孕药，因为所有的性行为，包括性交，在14 岁 * 前都是不被允许的。在你还未满16 岁* 前，医生也会在给你开避孕药或是其他避孕用品时征询你父母的同意。 想想，安全套难道不是个更好的选择吗？你不用吞下任何激素，也不会怀孕，同时还能保护自己不染上性病。只有在用了其他的方法保护，确定没有传染危险并且充分地信任对方的情况下，才能不使用安全套。某人是否是艾滋病毒携带者，可以通过血液检查来得知。（当然，是匿名的。）

无论如何，安全套使用起来比人们想象的还方便，而且不用考虑你的年龄，此外，你还可以简单地在超市、卫生用品店和药店里买到。

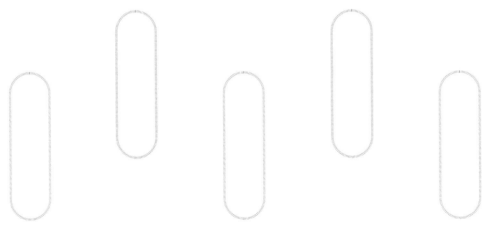

* 注：在中国，这个年龄是18 岁。

41　安全套有效吗？

如果正确使用乳胶安全套，肯定能有效防止怀孕和疾病。事实上，在近98% 的情况下都是成功的。虽然相比之下避孕药的效果更好，但是避孕药并不能防止性病的传染。使用避孕套时需要注意的是：不要用尖指甲碰它，不要放在阳光下暴晒，不要把它放在钱包里，注意使用期限和有没有医疗器械注册证号。凡士林、含有油成分的润滑剂和按摩油都会损伤乳胶。在第一次使用安全套之前，应该认真阅读使用说明并练习一下。另外很重要的一点是，安全套的大小必须合适，因为太大的安全套很容易滑落。因为阴茎还在发育中，所以有可能即使是直径52 毫米宽的标准安全套也会太大。在网上或者药店里可以找到小一些的安全套，当然也有更大的。

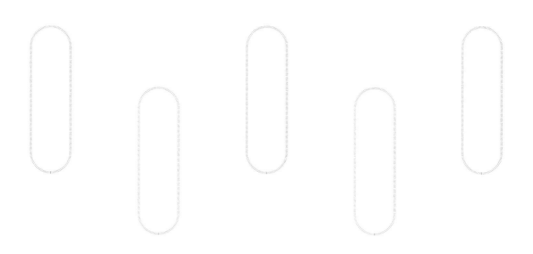

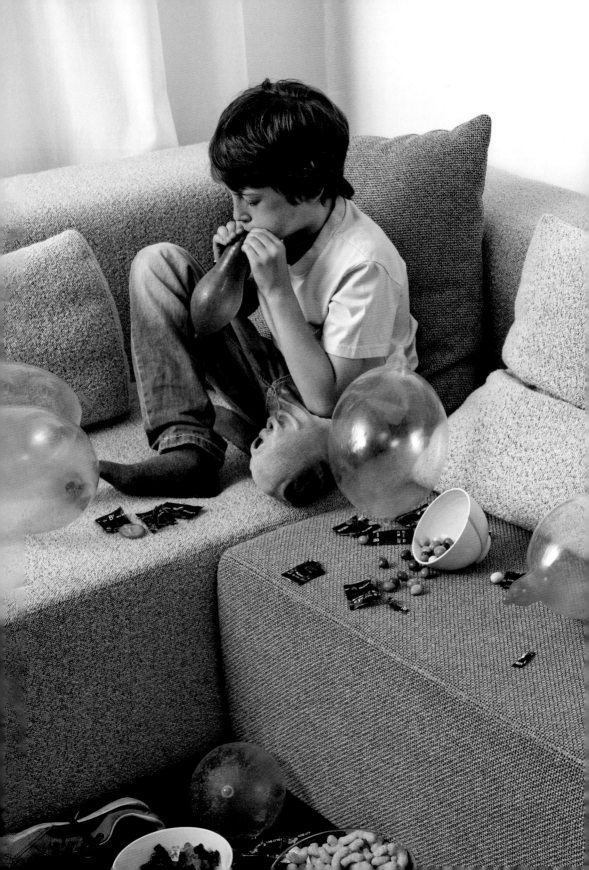

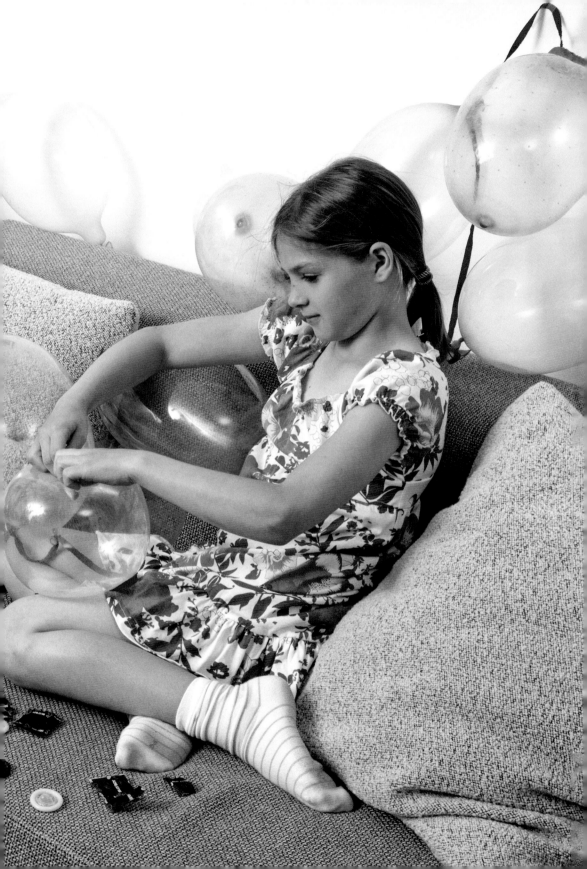

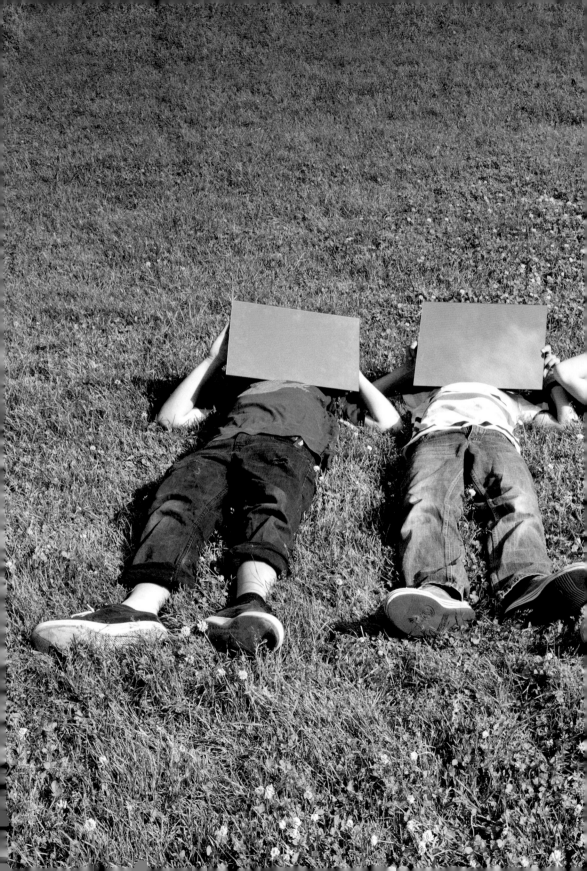

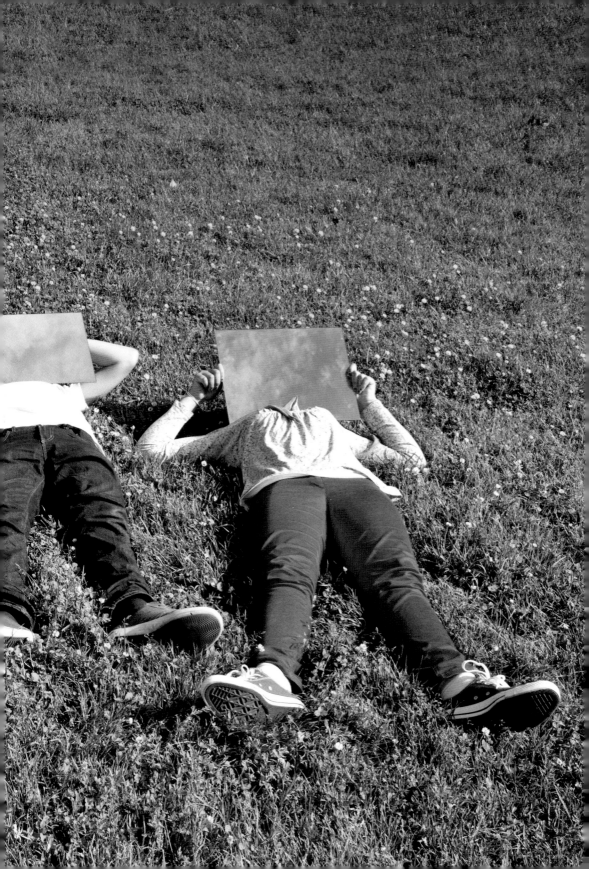

42　初夜是什么样的？

大多数人一生中都不会忘记自己的第一次。毕竟那是第一次与另一个人如此靠近。重要的是要有安全感，信任对方并且愿意裸露自己。这需要时间，还需要好好了解彼此。这不是一场比赛，不要在意朋友们对自己第一次的吹嘘。这只是你们俩之间的事。如果只是感到似乎应当这样，而变得要像克服困难那样去完成第一次，那得多遗憾啊。

要带着乐趣行动起来，同时不要抱太多的期待，对很多人来说，第一次并非是那么顺利和激动人心的。毕竟，有什么事情会第一次就棒棒的呢？双方都需要非常放松，并经过多次练习，才能成功。这过程常伴随一些复杂的生理及心理体验，告诉对方你的感受，敞开心扉地沟通对你们都会有帮助。

保护好自己的初夜，慎重地与自己深爱的并愿意共同生活的人共同完成。最好不要随意地给予某人开启你这扇"神秘之门"的"钥匙"。

43　我能在网上和手机上看色情电影吗？

你看过奇幻电影吗？无敌的英雄、神奇的武器、温柔的仙女还有无止境的紧张情节？色情电影就是和幻想差不多的东西。化了妆的演员们有着尽可能大的胸部、造型完美的阴部和巨大的阴茎，还有过分夸张的情欲、演出来的高潮和人造的假精液。

色情电影没什么大不了的，人不会因为看了它就倒地而亡。有些成年人观看，是因为色情电影让他们激动。但它们也可能让人紧张，产生厌恶的情绪甚至是噩梦连连。因此法律规定，无论是贩售DVD、在网络上传播或是通过其他任何途径，给18 岁以下的未成年人提供色情电影是违法的。

人们担心未成年人会通过色情片对性爱产生错误的印象。某些充满暴力的图像会烙印在脑海里，人们可能会不由自主地把它们与自己的亲身经历作对比。没有过性经验或是很少这方面经验的人则可能产生这样的误会，认为性爱就应该是电影里那样的，殊不知却扭曲了性观念。大人们担忧的是，孩子们在看了色情电影之后不能自由、轻松地探索、了解他们的性生活，甚至沉溺在这些感官刺激之中无法自拔。请记住，当你无论出于什么原因看了色情电影，并感到它影响了你对性的观念或者造成学习和生活上的困扰，你可以和信任的人谈一谈。无论你是不小心、被强迫还是主动地去看，无论你看的是商业色情片，还是那些由普通人演的"家庭色情片"，在应对那些让人手足无措的事情上，交谈总是有所帮助的。

在中国，许多含有色情或暴力成分的电影是禁止18 岁以下未成年人观看的。在互联网、移动终端制作、传播淫秽电影、动画、图像和音频等，也都属于违法行为。

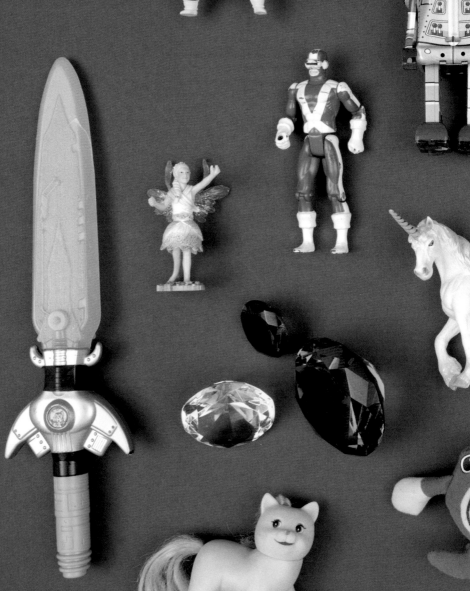

色情电影，
一切皆奇幻。

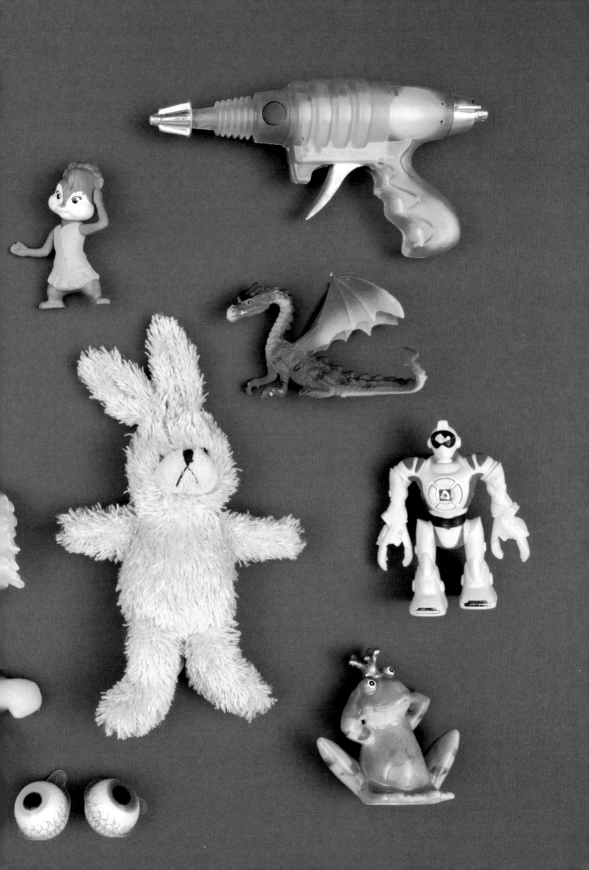

自慰是有害健康的吗？

如果有人告诉你，自慰不健康、有危险或是只有男孩才做的事，那是骗你的。相反，通过释放幸福荷尔蒙，你的压力会得到缓解。此外，你在自慰的过程中探索了自己的身体，从而了解到如何让自己感到愉悦，这些经验你同样能和其他人分享。当然，如果你很少或者完全不自慰，那也是很正常的。这都由你自己来决定。

不过医学界普遍认为过于频繁的自慰会对生理和心理产生不良的影响。

因此，把握好频率是最重要的。

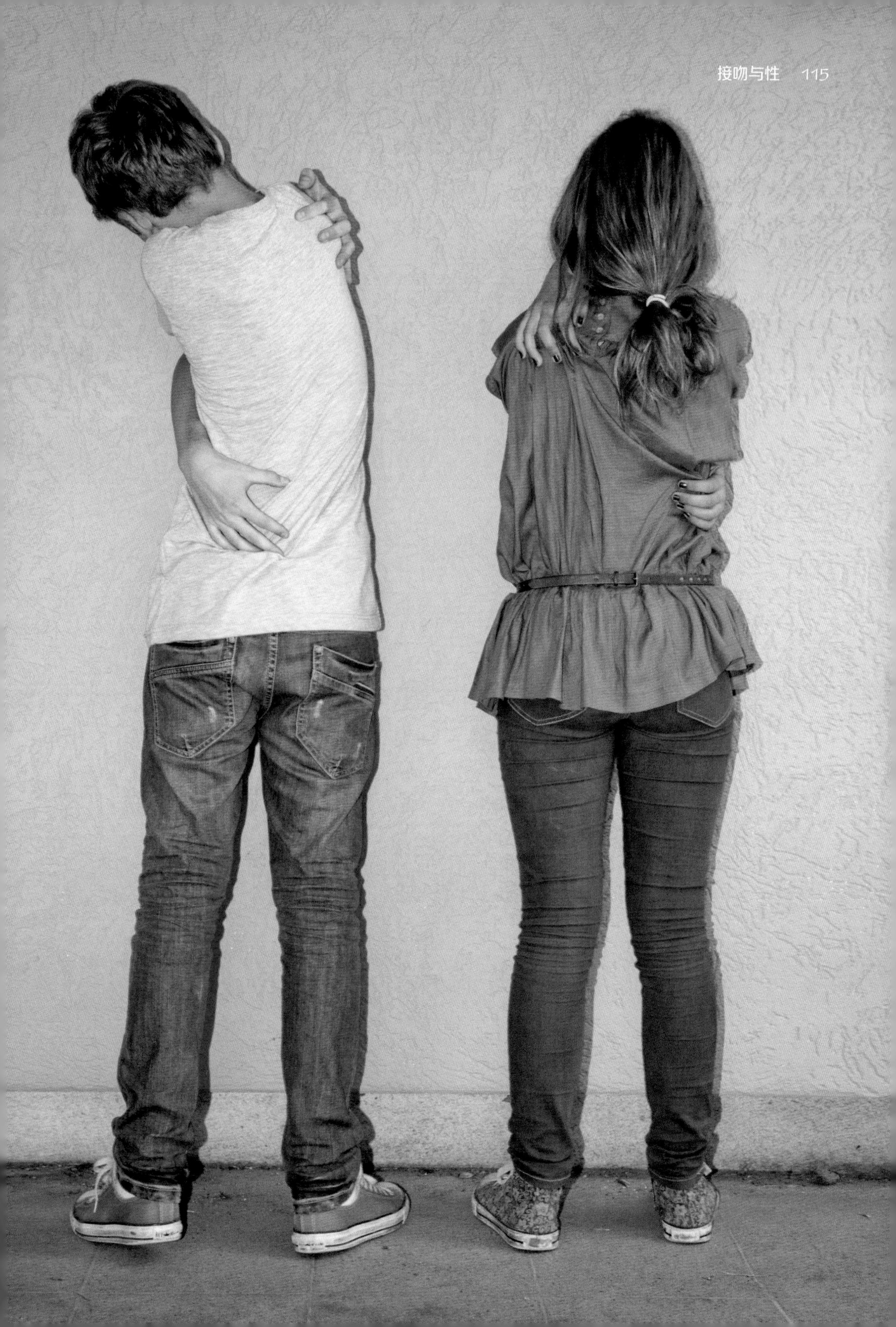

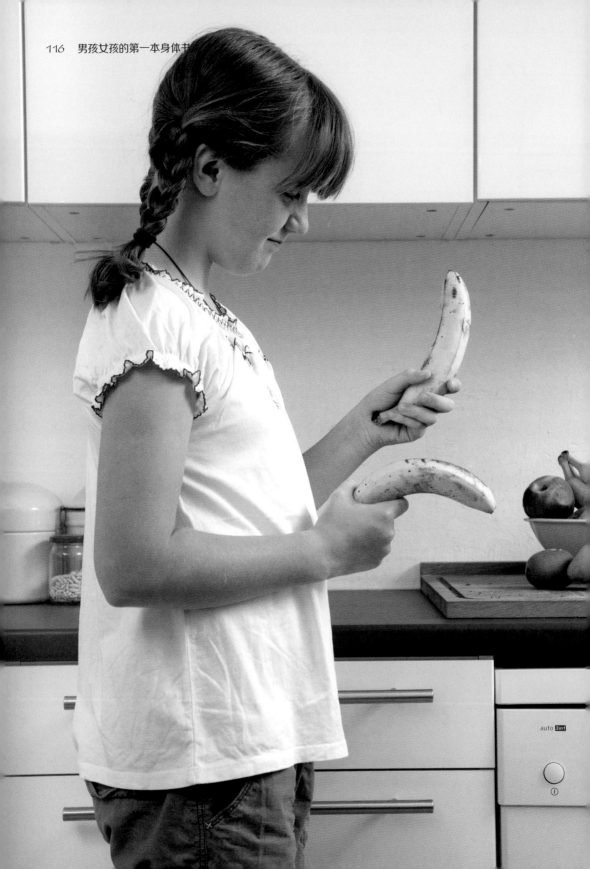

45 男孩的阴茎会硬，女孩会⋯⋯?

嗯⋯⋯女孩也会哦！只不过从外面看不像男孩那样明显罢了。当女孩兴奋时，阴蒂也会肿胀起来。当人特别激动、感觉非常舒服的时候，阴茎和外阴都会充血，龟头和阴蒂会变硬。女孩的阴户会变得湿润。如果这些情况都没有发生，就说明你或许还没有兴奋，也没有做爱的兴趣。那就应该听从自己的身体，不要草率行事。

总之，人和人在这件事上的表现是不同的，就像人多快会进入状态也各不相同。有些女孩即使已经非常有感觉，也不会特别湿。

46 所有女孩第一次都会流血吗？

不。大部分女孩根本不会流血，有的人会流一点点，有的则会稍微多一些。大多数时候都只有几滴，只是混合着阴道分泌的液体会显得更多。情况是各种各样的，因为每个女孩的处女膜都不同：有特别薄的，也有特别厚的；有入口大一些的，也有小一点的。有些人的处女膜在运动的时候没有意识到就被弄破了！有的人第一次做爱时没有血，而是到了第二次、第三次或是第四次才有。还有些女孩本来就没有处女膜。

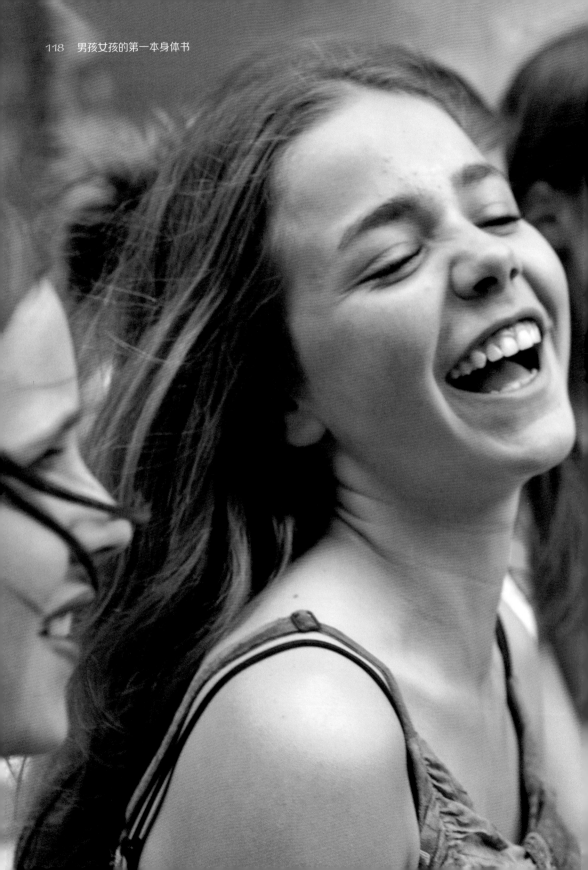

47　我听说性是世上最美好的事，真的是这样吗？

对于倭黑猩猩来说的确是这样。它们大约每90分钟做一次爱。通过做爱它们不仅满足了性欲，平息了争吵，还能强化族群的协同性。真是天才，不是吗？

而对于我们人类，每个人心目中最美好的、最重要的事都是不同的。对于很多人来说，与他人有幸福融洽的关系是最美好的。因为这同时有一举多得的效果：人们的很多愿望，诸如信任他人、分享经历、不孤单，当然，还有一起做爱的想法，都能实现。大多数人经历的美好性事，都是在双方了解、信任、彼此相爱的情况下发生的。

除此之外，不同年龄的人，对什么是生命中最美好的事也会有不同的想法。对某些已满18岁的年轻人来说，自由、决定自己能做什么事是最棒的。对一些人来说则是陪伴在身边的友谊。而一些人则认为父母一直在身边陪伴、支持自己是最重要的。之后，最美好的事情也可能变成事业，或者养育自己的孩子。能使人充实而幸福的，也可能是某种兴趣，或是信仰。

性爱是很重要的，但不仅仅只有性爱才被称为"世上最美好的事"。

48 什么是性高潮？

性高潮会让人痉挛、浑身酥麻，产生爆炸般的炫目感觉。性高潮是紧张刺激的性行为中最激烈的部分。在高潮的过程中，男性和女性的肌肉和生殖腺都会有节奏地收缩。几秒钟后，随着舒适的放松感在全身扩散开来，一种真正的幸福感油然而生。

每个人都能达到性高潮，只是达到的方式各有不同。

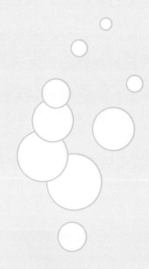

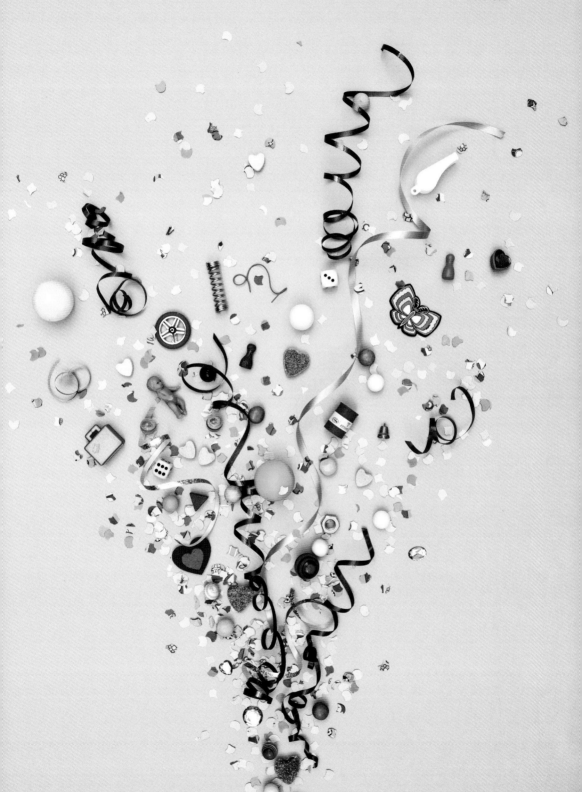

人能够不做爱也一样生活吗?

当然可以。大约有1% 的人认为自己是无性恋，他们对与伴侣做爱没有兴趣，有时也不理解为什么其他人需要这样做。有些人有时会自慰，而且那对于他们来说已经足够了。如果你不被其他人在性爱的层面上吸引，事实上也毫无问题。

但有一个问题常常发生，就是你会因此被人排除在外。这种"自己错了""没有被理解"的感觉让很多无性者感到困扰。毕竟性爱与激情是电影、电视、报纸杂志，甚至是学校和性知识启蒙读本中最喜欢的话题。那些承认自己对性这个话题感到无聊或是厌恶的人，会迅速成为局外人。不过，如今无性恋者已经越来越多了，他们认为即使没有性爱生活也能过得很好，并且十分乐意这么生活。

很多人由于宗教的原因也会在或长或短的时间内禁欲，又或者是因为他们失去了自己的伴侣，并且很长时间内不能将这份伤痛忘却，但人不必因此就一直孤独。

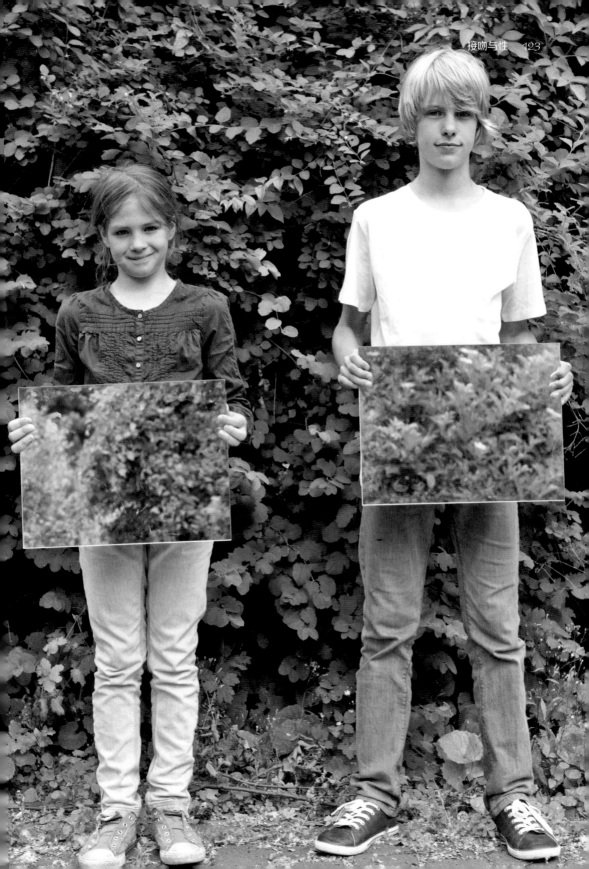

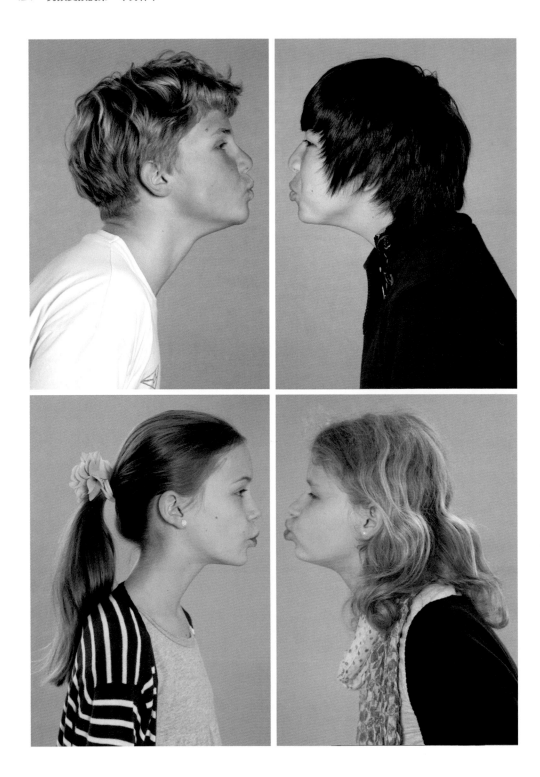

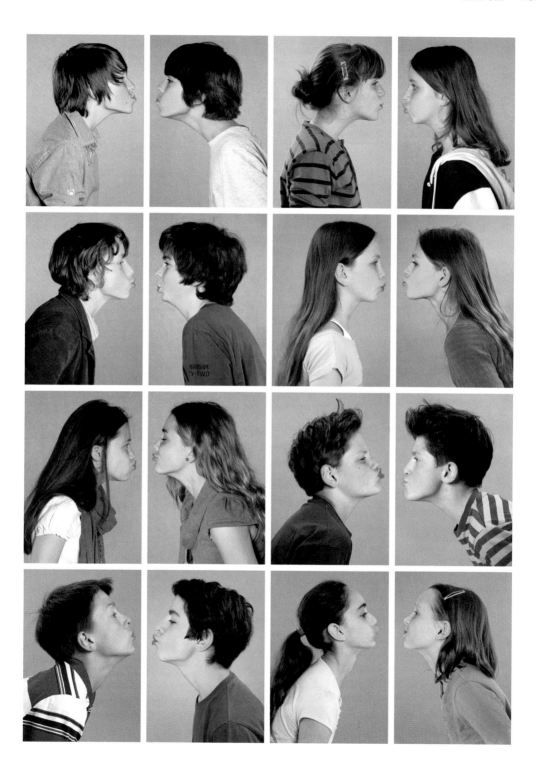

50 **为什么有人会成为同性恋？**

一些研究者相信，人在子宫里就已经确定了长大后会更容易爱上女人还是男人。不管怎样，已经被科学认可的是，这种个人偏好不是被教育养成的。同样你也能在漫长的生命中不断地确定自己的性取向，又或是一直犹豫不决。有些人在孩童时代就已经知道自己喜欢什么样的人，有些人明白得稍微晚一些，很多人到了青春期结束的时候才第一次了解。

人为什么要与其他动物不同呢？海豚、海豹、狮子还有成千上万的其他动物，某些时候或者一生中都会有同性间的性关系。你想喜欢什么样的人，这是你自己的事。认不认为自己是同性恋，完全由你自己决定。同样由你自己决定的是，是否以及选择什么时候将这件事告诉别人。这被称为"出柜"（Coming-out）。

或许你也会发现，有时你喜欢上一个男孩，有时候又喜欢上一个女孩。不要太早就确定你自己的性取向，你不能仅仅因为一次和自己相同性别的人在一起，就认为自己是同性恋或者双性恋。很多女孩在青春期的时候爱慕过别的女孩，有些人甚至尝试过与女孩接吻。男孩在青春期时也时常觉得自己被别的男孩吸引。有些男孩，尽管后来只迷恋女性，但他们的第一次性经验却是和男孩发生的。

此外，如果你作为一个男孩对自己的同性朋友感到亲近，那是没有问题的。这并不意味着你就一定是同性恋，保持平常的状态就好。一个男人不需要非得特别"男性化"，比如表现得很酷或者满脑子性爱。一个女人也不需要特别"女性化"，不是每个女孩都是话匣子或者一直温柔如水。当人们直接地表现自己个性的时候，相处会变得有趣得多。在面对愚蠢的评论的时候，无视它们就好。

51　女人不会得艾滋病吗？

无论是男人还是女人，只要他们与感染艾滋病毒（HIV）的人发生了未加保护的性关系，都会感染艾滋病。因为病毒不仅潜伏在血液里，也潜伏在精液和阴道分泌液中。当精液附着到外阴或是阴道的黏膜上时，女性就很容易被传染。把精液或者阴道分泌液吃进嘴里，同样也有传染危险。通过女性感染者的经血和其他血液也会让女性和男性一样被感染。艾滋病毒也会通过肛门传染，因此请一定要一直使用安全套。

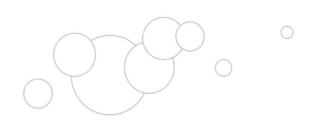

52 必须打预防子宫癌的疫苗吗？打了疫苗之后人就再也不会得癌症了吗？

现在还没有药物能够完全治疗癌症，但这种疫苗可以降低由特定病毒，即所谓的人类乳突病毒（HPV），引发的癌症的概率。这种疫苗不能防御所有引起宫颈癌的病毒类型，很多时候身体自己也能打败入侵的病毒。目前大约有80%的人在做爱时曾接触过HPV病毒。有时遇到的是危害很大的，有时则是无害的、不会引起癌症的病毒类型。虽然不会诱发癌症，但这些病毒会在外阴、肛门和阴茎引发湿疣。湿疣大部分时候不会让人感到疼痛，但会令人难堪，并且只有通过昂贵的治疗才能消除。

因此很多医生和医疗机构会推荐一种疫苗，这种四价疫苗能预防两种引起湿疣的病原体和两种可能诱发癌症的HPV 病毒的入侵。这种疫苗在半年内分三次通过手臂注射完成，最好在第一次性行为之前就注射完毕。当然对于已经有过性行为的人来说，这种疫苗也是值得使用的。和你的父母一起决定是否要注射疫苗。避孕套会减少感染HPV病毒的危险。不过病毒也能存在于其他外生殖器区域，并通过接触传播。无论注射还是不注射疫苗，都应定期进行妇科检查。宫颈癌在没有感染HPV病毒的情况下也同样可能发生。

在中国，对于HPV疫苗的安全性一直存在学术上的争论。

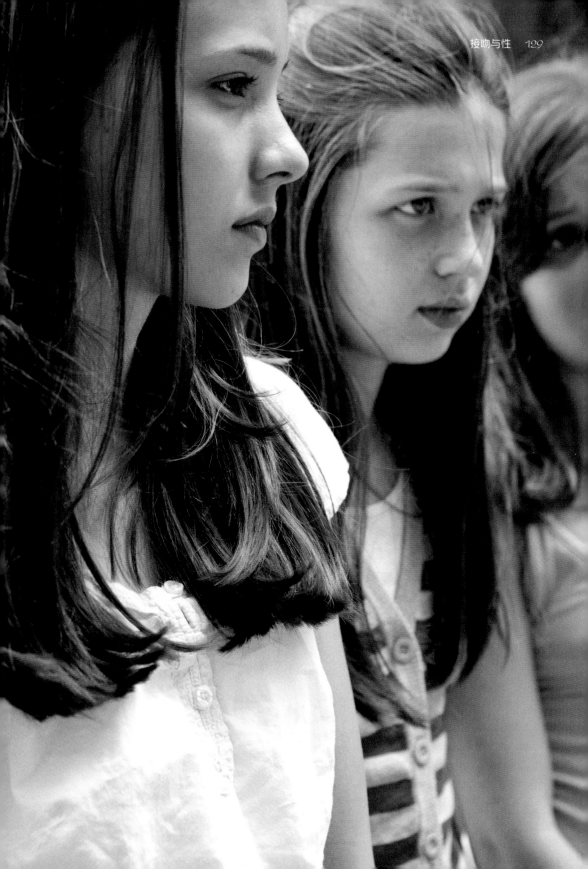

怀孕与生育

怀孕前规则，了解孩子成长的密码。

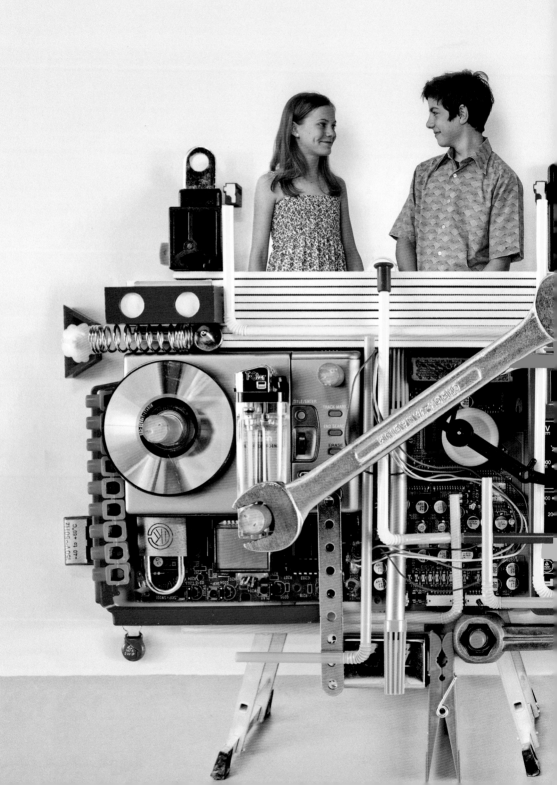

娃娃生产机

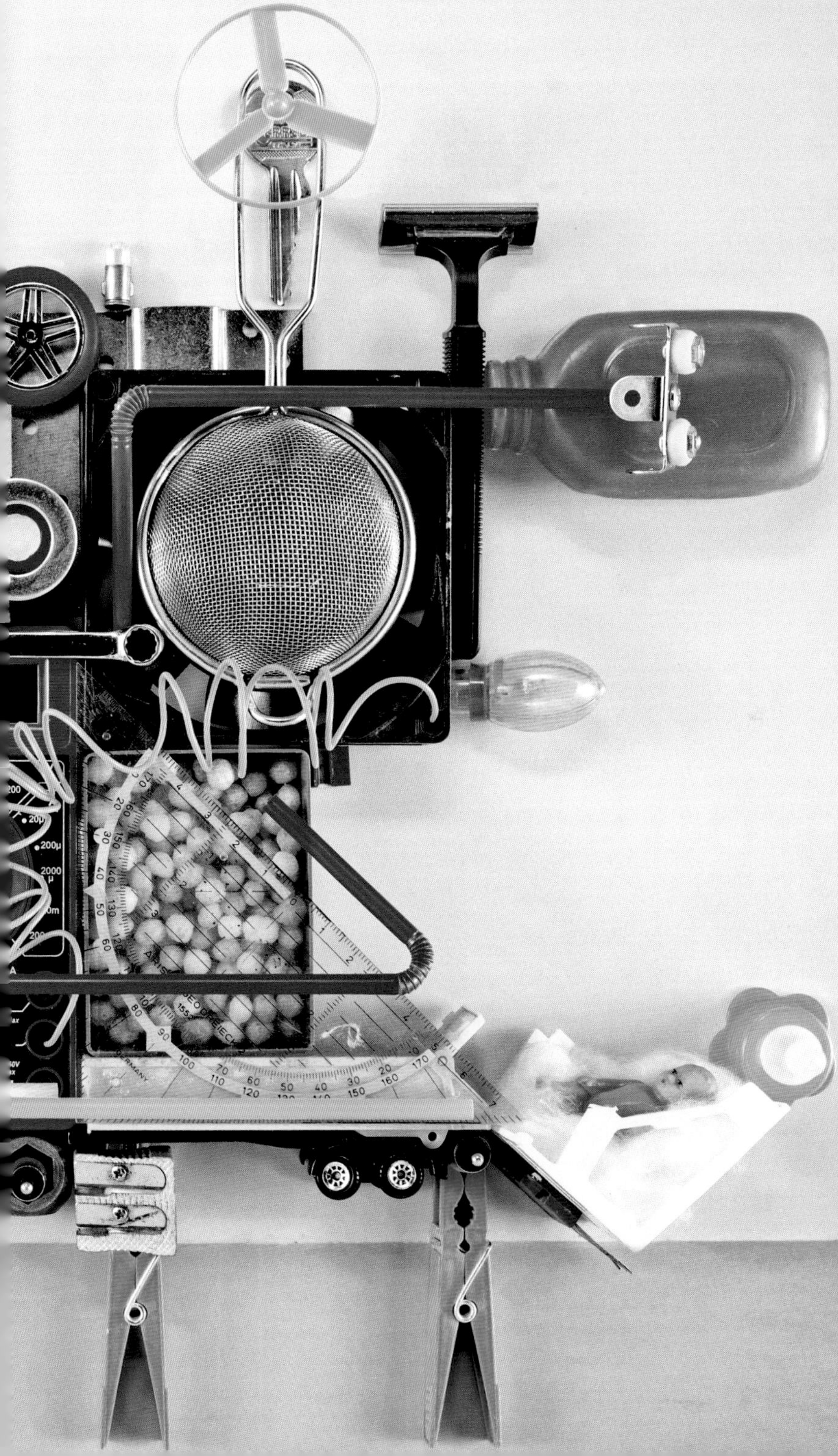

53　为什么男人不能生孩子？

因为男人缺少女人怀孕生宝宝所需的那些器官：他没有子宫，也就是说，他缺少供未出生的宝宝成长的住所；男人也没有阴道，宝宝要通过阴道看见世界的第一缕光；虽然男人的胸部里也有一些腺体，然而它们不能用于产奶和哺乳。而蚯蚓在这方面就略胜一筹，这种所谓的雌雄同体的生物有着特别的繁殖技巧，能让别的蚯蚓生宝宝，也能让自己生宝宝呢。

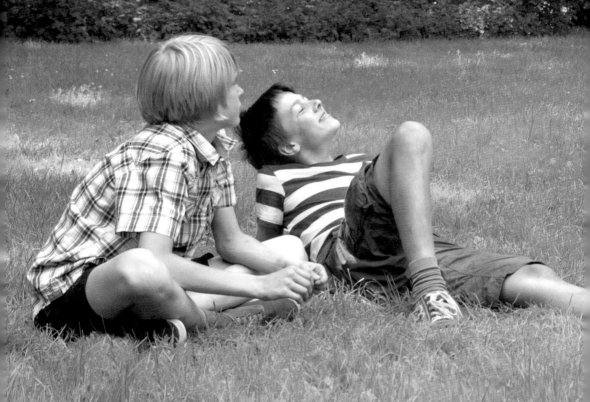

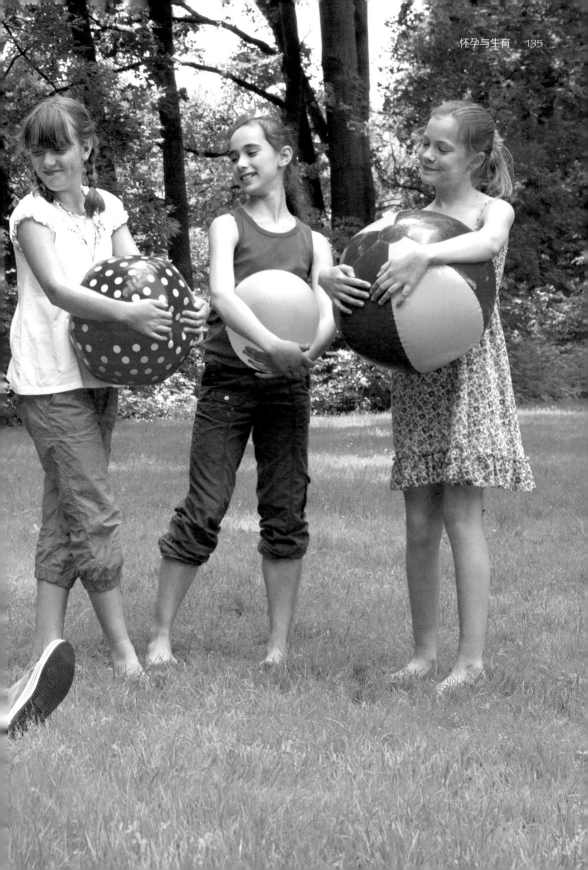

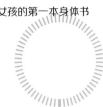

54　为什么婴儿要在肚子里待9个月？

是啊，为什么不是20个月或者更长，像非洲象怀孕时一样？要知道一只象宝宝在出生时就差不多有100千克重了！人类的宝宝当然要轻很多。

然而这9个月和肚子里所发生的事比起来就微不足道了。事实上，人们以前认为怀孕需要10个月，中国也有"怀胎十月"的说法，那是因为不能确定精子使卵细胞受精的准确日子。通常受精是发生在月经周期中段的某个时间，尽管如此，人们也从上次月经流血的第一天算起。难以置信的一点在于：最初的小细胞仅仅过了3个月，孕妇的肚子里就有一个迷你人类了。多数情况下，婴儿的心脏从第5周就开始跳动，到了怀孕的第12周，所有的器官就已经初具规模，四肢都可以被分辨出来了。现在胎儿需要继续长大，因为它还不具有来到这个世界所需的生存能力：它的肺还没能发育完全，皮肤也还太薄了。不过由于现在的医学看护水平很高，很多只有六七个月大就来到世上的早产儿也能够存活下来。

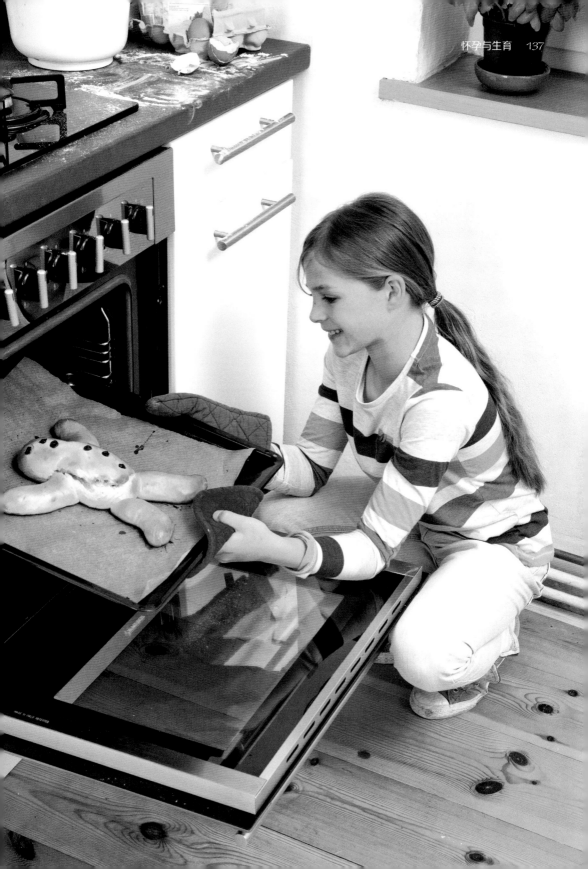

55 什么时候开始女孩才会怀孕？

女孩的第一次月经来临就预示着性成熟，她就具备了基本的怀孕和生育能力。尽管对有些女孩而言，有规律的每月排卵还要过一段时间之后。但很多人根本不知道，当还没来月经时，身体是不能自发地避免怀孕的。万一恰好这时有一颗卵细胞成熟了呢？无论如何人们必须考虑好保护措施，也必须想好，自己是不是真的有兴趣发生性关系——无论有没有来过月经。

56 卵子会在某个时刻用完吗？

事实上人类拥有最多卵细胞，而且还完全用不上它们的时候——是在婴儿时期。在一个刚出生的女婴的卵巢中就有差不多100万个卵子，到了青春期还有差不多30万个。从第一次月经之后，每个月有多达20个卵细胞成熟，它们中发育得最好的那个会排出：从卵巢进入输卵管，再从那里移动到子宫。有时候也会有两个卵细胞同时排出。从初潮到绝经期，每个女孩大约会经历400～500次排卵。大概到50岁，即到了更年期的时候，所有的卵子就都被用光。尽管研究者发现女性卵巢中的干细胞能够形成新的卵子，但这些卵子是否能够受精，人们还不得而知。

健康的生活习惯如不抽烟、不喝酒、多运动，对卵细胞都是有好处的，这会使它们保持更久的活力。

57 为什么射精一次会有几百万个精子，而不是只有一百来个呢？

因为到达卵子的过程对精子来说是一场障碍赛，许多精子都会死在路上。比如说，外阴的黏膜对外来者就是不友好的，她的防御细胞将精子视为敌人并且攻击他们。在宫颈只有少数合乎要求的精子能够活下来，被封闭宫颈口的黏液牢牢黏住，等待排卵。坚持下来的精子到达等待位置，等到黏液液化，宫颈口开放的时候才能继续他们的旅程。之后的道路同样是坎坷的：在子宫结构的各处都有死胡同，他们必须游经整个子宫，而且两条输卵管只有其中一条里才有卵子。在哪一条里面呢？到达终点遇上卵子的只有大约500个精子。其中的一些已经完全精疲力竭，没有办法突破卵子的外壁了，而成功进入的就得到了"金牌"。

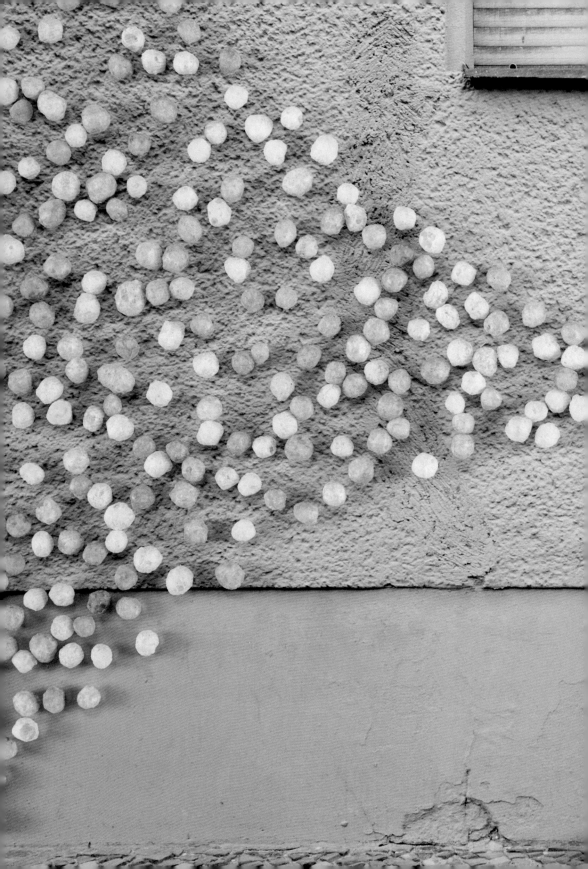

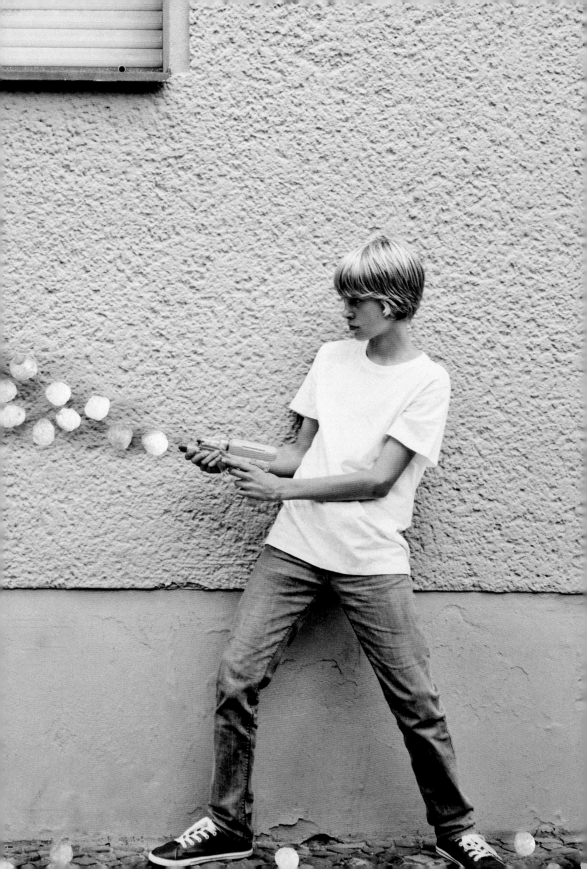

58 怀孕了该怎么办?

首先保持冷静,尽快去找妇科医生。她会检查你是不是真的怀孕了。如果是真的,你需要一些时间考虑。很多年轻人并不想怀孕,她们会感到紧张、困惑,毕竟她们还整天打打闹闹,和洋娃娃一起睡觉,和闺密相约玩耍,她们几乎从没考虑过也从没希望过现在就有一个需要自己照顾的孩子。你需要考虑你的年龄、学业、经济情况及道德背景,这对你和孩子同样重要!

还有更重要的一点是:与父母谈谈,尽管有时一开始会先有争吵。但毕竟这世上再没有别人比父母更了解你,而且他们也应当知道发生的一切。理想的情况是,无论孩子作出何种决定,父母都能给予他们支持。

59　当女朋友有孩子了，该怎么做？

　　不要因为她有了孩子就丢下她不管，毕竟那不只是她的孩子，也同样是你的孩子。或许一开始你会很恐慌，因为你自己还从没想过要个小孩。或者你会很生气，因为你们没有做好避孕工作。你爱你的女朋友，想支持她吗？那就陪在她身边。两个人一起总是更容易渡过难关。即使你们已经不再是一对了，也要记住，有情有义非常重要。如果你们决定生下这个婴儿，要支持孩子的母亲，之后也要关心照顾你们的孩子。如果你需要人来帮你整理一下思绪，找找你的朋友或是值得信任的成年人。你也可以去孕妇保健咨询站寻求帮助——和你的女朋友一起去，或是一个人去也成。

60 怀孕了又不想告诉父母的时候，应该怎么做？

和闺密或者值得信任的成年人谈谈，或是去咨询站得到一些建议，这都可以是告诉父母自己怀孕前所做的准备。如果你不满16岁*，那么监护人必须获知这一切。尽管谈论这件事在开始时有些困难，但带着这个秘密会给精神带来更大的压力。

要相信父母永远都是为你着想的，是爱你的，也许他们最初知道这个消息时会震惊，态度上不太正常，可最终父母还是会和你一起面对任何结果。

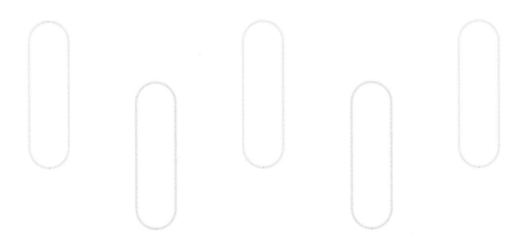

* 注：在中国，这个年龄是18岁。

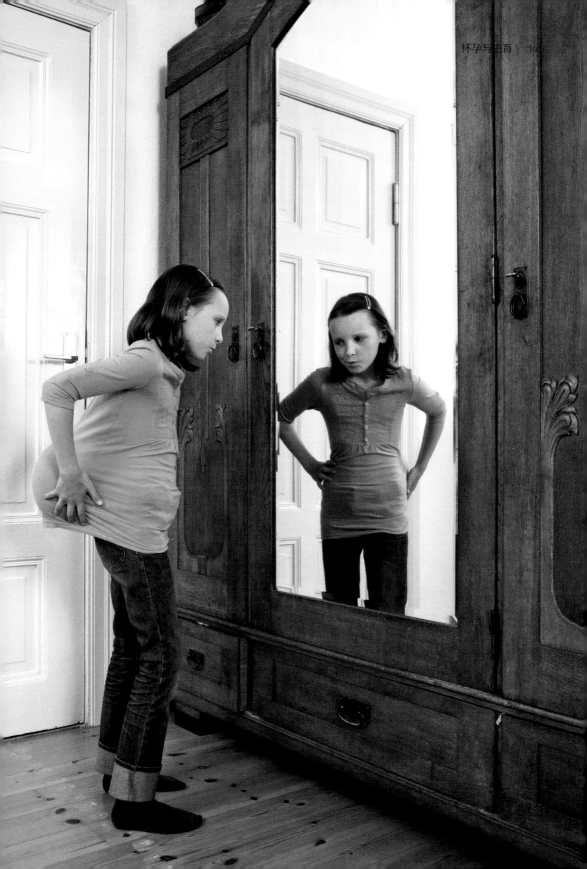

61 分娩时的疼痛是什么样的？

这种疼痛当然与看牙医时完全不同！在牙医那儿你只要躺在椅子上任人摆布，等医生想办法治好你。而分娩的过程中，有很多事需要自己完成：用力地分娩，让孩子横着或竖着降生到这个世界上。此外，在分娩过程不会有突然的、钻心的疼痛，而是尽管缓慢渐进、却十分强烈的肌肉收缩般的痛。这种所谓的"分娩时的阵痛"像海浪一样，预示着身体已经做好了准备。很多女性在分娩的过程中一直对自己说，痛是好的，它带来我的孩子，我马上就能抱抱他了。凭借着这样的信念和正确的呼吸方法，大部分女性都能忍受分娩时的痛苦。对于实在疼得特别厉害的人，打一针麻醉也是很正常的。

最后，刚生下孩子的妈妈都会对自己和自己的宝宝感到无比自豪，分娩的疼痛和辛劳很快就被她们忘却了。

当你的身体还没有发育成熟时，过早怀孕是不利于妈妈及孩子的健康的。在中国古代结婚早，生孩子也早，造成婴儿的存活率不高。女性的最佳生育年龄是20岁之后。

是谁或者是什么决定了生下来的是女孩还是男孩?

　　无论男女，性别都是由那个打开卵细胞细胞膜的"金牌精子"决定的。如果它携带着来自父亲的X 染色体，那么它和卵子内的X染色体结合就会诞生一个女孩。如果精子携带着的是一条Y 染色体，那和卵子内的X染色体结合就会诞生一个男孩。大部分女孩都携带着一对X染色体，而大部分男孩携带的都是X、Y染色体。这个小小的不同在受精后的8~10 周内就能被观察到，如果是一个男孩，胎儿会开始分泌睾丸酮，这样他就能长出睾丸和阴茎。通过一张超声波测试图，有经验的医生从第12 周起就能确定婴儿是什么性别，只要他(她) 刚好没有翘着腿的话!

　　尽管如此，还是有一些孩子即使在出生之后也没有办法被确认是男孩还是女孩。就像我们的身高、外貌和其他许多方面都不同一样，性别也是如此。比如说，有些人会只有一条或者多于两条性染色体。也会有一些人在某一时刻觉得，他们待在了一个错误的身体里。有些女孩觉得自己更像个男孩，而且更想当个男孩；而有些男孩恰恰相反。自然本来也不是一直都那么清晰明确的。

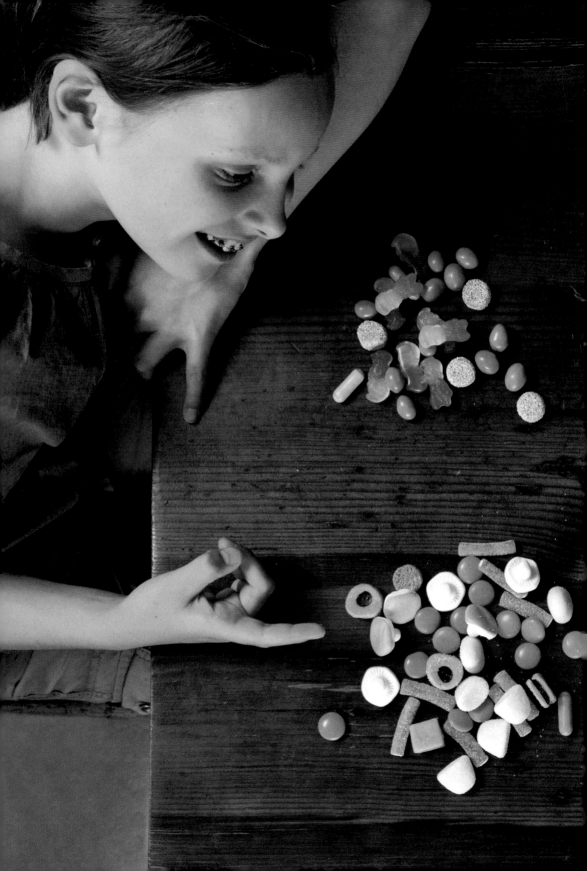

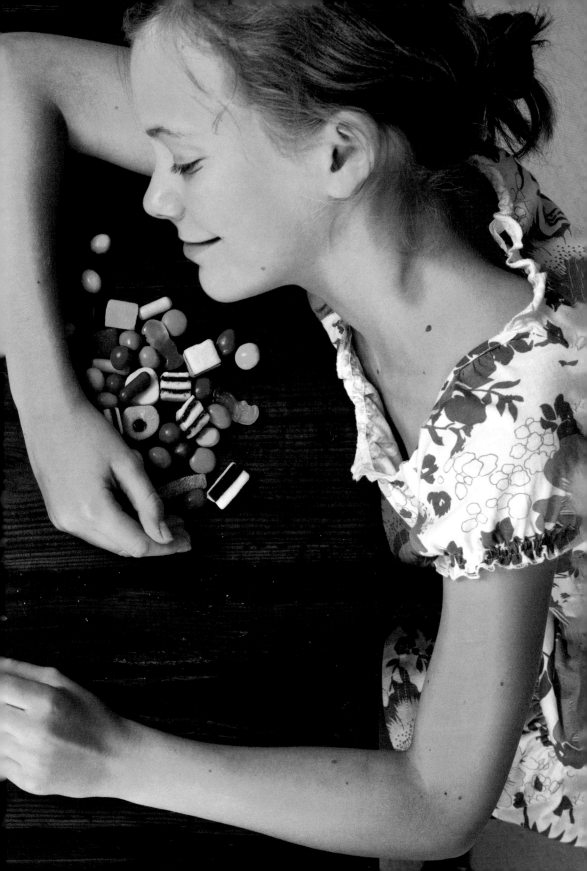

63　宝宝在肚子里会放屁吗？

那样的话妈妈不知什么时候就会变成气球飞起来啦！宝宝只有来到这个世界之后才会放屁。在他们喝妈妈的乳汁或者从瓶子里喝牛奶的时候，会吞下一些空气，他们会把这些气体再次排出来。同样排出的还有那些奶水在肠道的消化过程中产生的气体。怀孕中的准妈妈们会注意到的不是放屁而是其他的很多事情。很多状况都能从外部就观察到：当宝宝打嗝的时候，妈妈的腹部会颤动；当宝宝活动或是胡乱地挥拳的时候，妈妈的肚子会有趣地变形。你猜宝宝在动的是脚，是手，还是膝盖呢？正在舒展的部位是很难被猜到的。

64　青春期之后是什么呢？

生活会继续进行下去。会有许多新的经历、新的经验，或者与之前并没有什么区别。毕竟青春期只是一个阶段，一个非常自然的阶段，它不会从某天到另一天就结束了。大多数时候人们都不会意识到它——然后突然，就长大了。新的阶段到来，人也有了要完成的新任务：比如说工作，在某个时候找到一位伴侣等。但你还是可以做不同寻常的事，发现生命中新的一页。人总是不断向前，因为这一切不仅仅属于青春期，而是贯穿了你的一生。

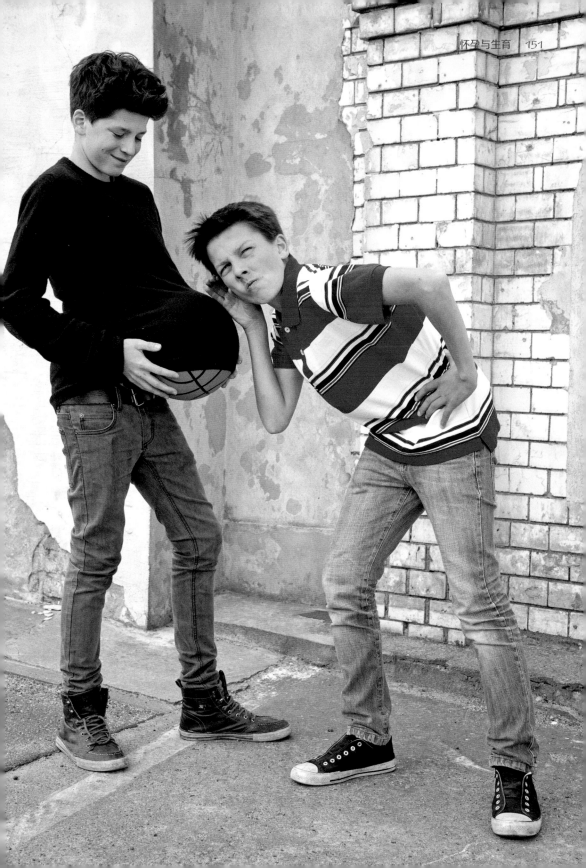

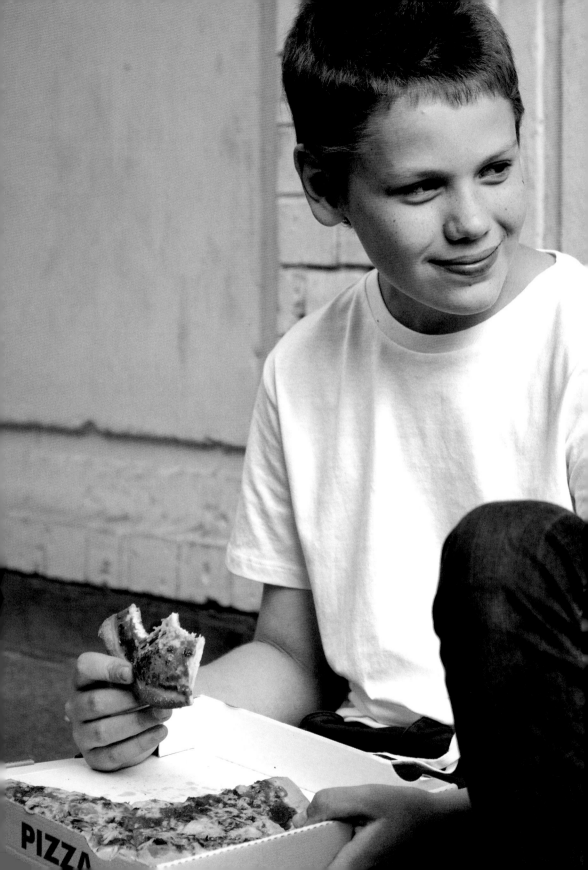

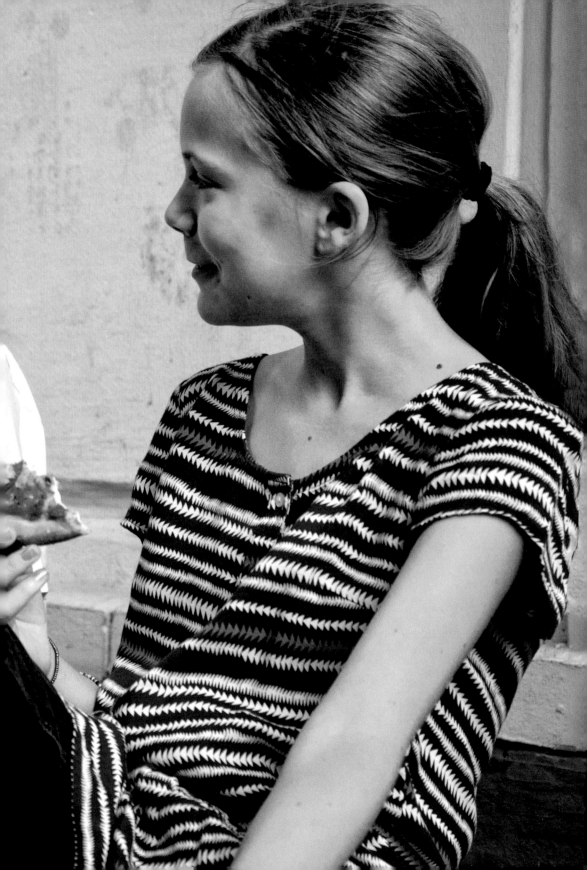

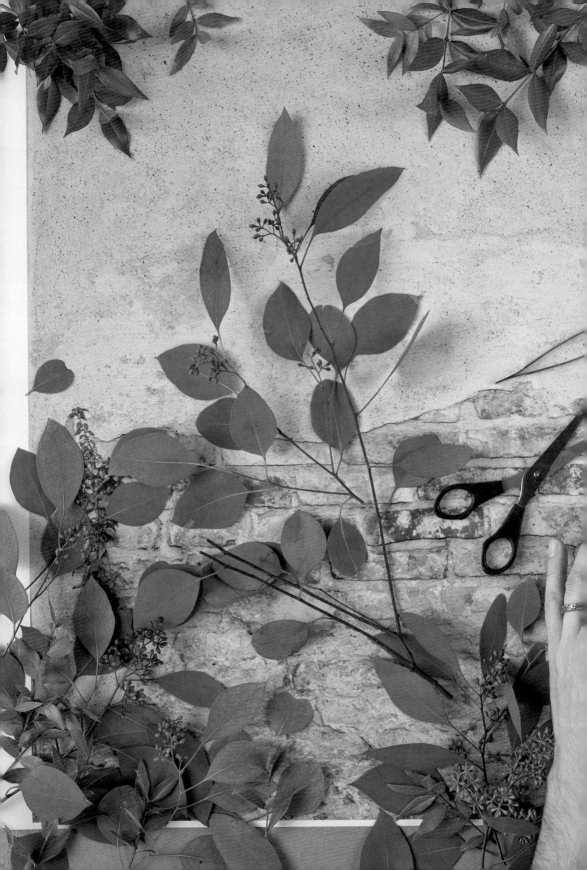

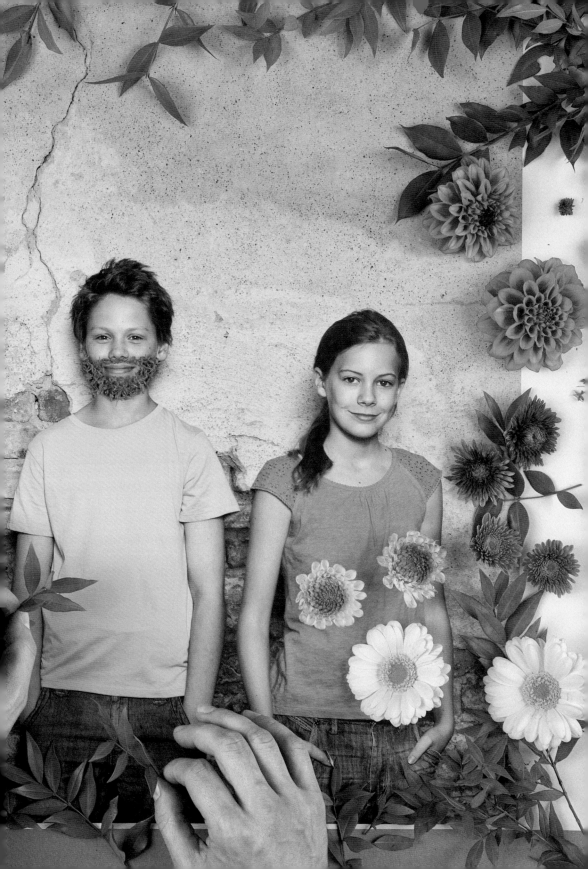

网络拓展阅读

如果你还有更多的疑问并尝试在网上寻找解答，可以浏览以下这些我们推荐的网站。这些网站中大多支持通过邮件或电话进行个人咨询。

综合网站

www.kids21.cn

中国未成年人网，涉及青少年成长的各个方面：德、智、体、美、劳，成长点滴、互动学堂和社会公益，值得好好发掘。

www.zxjj.com.cn

知心姐姐网是一个在线咨询服务平台，解答青少年关于父母、朋友、学校或是自身的问题。如果有解不开的心结和道不清的疑惑，可以尝试给"知心姐姐"写信。

《明明白白我的性》（视频）

《明明白白我的性》由明白学堂出品，用好玩有趣的动画讲解生理与性知识。内容由北京协和医院斗篷医学会提供并监督，是目前互联网上最为专业严谨的科普类动画。

暴力，性侵害与其他应急信息

热线电话：12338

"12338"妇女维权公益服务热线是由全国妇联设立的全国统一号码，是统一规范的妇女维权热线，主要为妇女儿童提供法律、婚姻、家庭、心理、教育等方面的咨询，并受理有关妇女儿童侵权案件的投诉。

关于本书

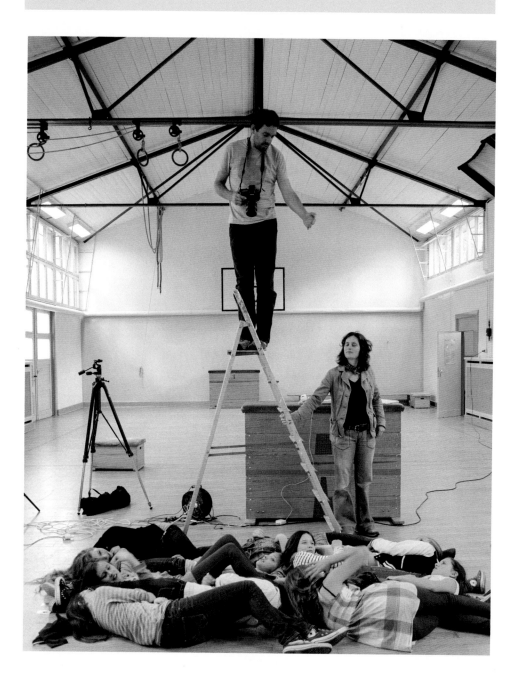

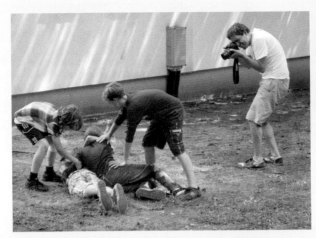

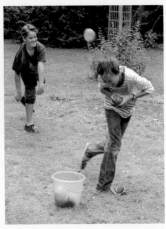

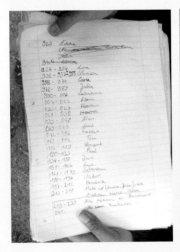

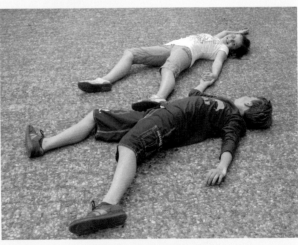

66 这本书是这样产生的…… 99